TOPOGRAPHISCHE ANATOMIE

Ein Kollegheft

von

Dr. med. JOACHIM SCHUBERT

KASSEL

8. Auflage

19 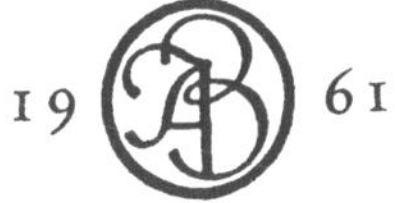 61

JOHANN AMBROSIUS BARTH MÜNCHEN

ISBN-13: 978-3-540-79649-7 e-ISBN-13: 978-3-642-88510-5
DOI: 10.1007/ 978-3-642-88510-5

Offsetdruck von Julius Beltz, Weinheim/Bergstr.

Vorwort

Das schwierige Gebiet der topographischen Anatomie soll durch dieses Kollegheft dem Studierenden leichter zugänglich gemacht werden. Dem Vorkliniker sowie dem Kliniker sei es ein Hilfsmittel zur Vorbereitung auf die ärztliche Vorprüfung bzw. auf das Staatsexamen. Die freien Zwischenblätter sind für Notizen und Skizzen während des Kollegbesuches vorgesehen.

In Dankbarkeit widmet der Verfasser diese Arbeit Herrn Dr. med. Hans Knospe, Facharzt für Neurologie und Psychiatrie in Mölln/Lauenburg.

Kassel, im Herbst 1961 *J. Schubert*

Inhaltsübersicht

Kopf

Der Kopf wird eingeteilt in:

NEUROCRANIUM = DER HIRNSCHÄDEL
SPLANCHNOCRANIUM = DER GESICHTSSCHÄDEL

In der Geburtshilfe unterscheidet man am Kopf der Frucht folgende Umfänge und Durchmesser:

Circumferentia fronto-occipitalis,
Circumferentia mento-occipitalis,
Circumferentia suboccipitalis-bregmatica,
Diameter fronto-occipitalis,
Diameter mento-occipitalis,
Diameter suboccipitalis-bregmatica,
Diameter biparietalis,
Diameter bitemporalis.

Die in der Geburtshilfe sehr wichtigen Maße am Becken der Mutter werden im Abschnitt »Pelvis muliebris« gebracht.

Das *Neurocranium* wird eingeteilt in:

Calvaria = Schädeldach,
Basis cranii interna = innere Schädelbasis,
Basis cranii externa = äußere Schädelbasis.

Abgrenzung vermittels einer Ebene durch die Margines supraorbitales und die Protuberantia occipitalis externa.

Zwischen Schädeldach und Schädelbasis liegt das Gehirn.

Das *Splanchnocranium* wird eingeteilt in folgende Gesichtsgegenden und enthält Höhlen und Anhänge wichtigster Sinnesorgane:

Regio orbitalis et regio palpebralis = Augenhöhle mit Anhängen,
Regio nasalis et sinus paranasales = Nase und Nebenhöhlen,
Regio oralis et regio sublingualis = Mundhöhle, Zähne, Zunge,
Pharynx = Schlund, Rachen- und Gaumenmandel,
Regio facialis lateralis superficialis = Gebiet der Parotisdrüse,
Regio facialis lateralis profunda = Gebiet der Art. maxillaris,
Organon auditus et status = Gehör- und Gleichgewichtsorgan.

Allgemeines

Topographie	=	Lage der makroskopischen Teile des Körpers zueinander.
Holotopie	=	Lage eines Organs zum ganzen Körper oder zu einer größeren Region.
Skeletopie	=	Lagebeziehungen zum Skelett.
Syntopie	=	Beziehungen zu anderen benachbarten Organen.
Idiotopie	=	Lagebeziehungen einzelner Teile eines und desselben Organes zueinander.

Orientierungsmöglichkeiten

Inspektion, Palpation, Verbindungslinien, Regionen, Projektionen, Auskultation, Perkussion, Durchstrahlung.

NEUROCRANIUM = DER HIRNSCHÄDEL

Calvaria

Das Schädeldach wird in Vorder-, Mittel- und Hinterhaupt eingeteilt.

Es setzt sich zusammen aus den beiden Ossa parietalia, der Squama occipitalis, den Partes squamosae des Os temporale, den Alae majores des Os sphenoidale und der Squama frontalis. Es enthält die Tubera frontalia und parietalia (erste Verknöcherungspunkte am membranösen Kranium).

Es enthält ferner die Sutura coronalis, sagittalis und lambdoidea sowie die Emissaria parietalia (venöse Verbindungen zwischen Galea aponeurotica und Sinus sagittalis superior) und schließlich den Scheitel (Vertex) mit dem Haarwirbel.

Das Schädeldach ist am dicksten in der Gegend des Os occipitale. In der Mitte wird es dünner infolge des auf der Innenseite befindlichen Sulcus sinus sagittalis superioris.

Ganz besonders dünn ist es an den Stellen der Foveolae granulares (gefäßlose, knopfartige Befestigungen der Arachnoidea encephali an Dura und Schädeldach) die erst zur Pubertät auftreten. An der Innenfläche enthält das Schädeldach die Sulci arteriosi der Arteria meningica media, ausgehend vom Foramen spinosum.

Folgende Schichten sind zu unterscheiden:

1. Cutis, bestehend aus Epidermis und Corium,
2. Subkutis, gefäß- und bindegewebsreich,
3. Galea aponeurotica, die Aponeurose des Musculus epicranius, der aus dem Musculus occipitofrontalis und dem Musculus temporoparietalis besteht und durch Retinacula cutis mit den erstgenannten Schichten fest verwachsen ist. Zusammenfassend spricht man von der Kopfschwarte. Zwischen ihr und dem Periost (Pericranium) liegt lockeres Bindegewebe, was ihre Verschieblichkeit bewirkt.
4. Knochen mit Periost. Am Knochen die Lamina externa und interna, die auch an den Granulationes arachnoidales erhalten sind. Hier ist die Dura sehr dünn. Zwischen beiden Knochenschichten liegt die Diploe-Spongiosa, in der Gefäße verlaufen.
5. Dura mater encephali. Beim Erwachsenen mit dem inneren Periost fest verwachsen. Nur im Bereich der Sinus zeigt sie ihre zweiblättrige Struktur, indem sie die endothelbekleideten Sinusräume bildet.

Die Arteria occipitalis und die Arteria auricularis posterior entspringen parallel dem Venter posterior des Musculus digastricus in der Höhe des großen

Zungenbeinhorns aus der Arteria carotis externa, deren Endast Arteria temporalis superficialis sich in Ramus parietalis und Ramus frontalis teilt.

Die Arteria auricularis posterior gibt zwölf Zweige ab, die innerhalb der Kopfschwarte ein dichtes Netz bilden. Wunden und Plastiken heilen daher gut.

Die Arteria ophthalmica entspringt aus der Arteria carotis interna und gibt die Arteria frontalis und die Arteria supraorbitalis ab.

Die Lymphe aus der Regio occipitalis fließt zu den Nodi lymphatici occipitales — vom Scheitel zu den Nodi lymphatici retroauriculares —, aus der Regio frontalis zu den Nodi lymphatici parotidei profundi et superficiales in der Substanz der Parotis.

Zwischen Lamina externa und interna liegen eine Vena diploica frontalis, eine Vena diploica occipitalis und zwei Venae diploicae temporales (anterior, posterior).

Die Venen der Kopfschwarte sind durch die Venae emissariae mit den Blutleitern des Schädelinnern verbunden. Daher die Möglichkeit einer meningealen Affektion nach Kopfschwartenverletzungen.

Ein reichlicher venöser Plexus besteht um das Foramen occipitale magnum. Über diesen Plexus stehen die tiefen Gesichtsvenen mit dem Sinus cavernosus in Verbindung und bilden einen Infektionsweg bei Gesichts- und Lippenfurunkeln. Außerdem existieren die in dieser Hinsicht sehr wichtigen Verbindungen der Gesichtsvenen zum Sinus cavernosus durch die Anastomose der Vena angularis mit der Vena ophthalmica superior sowie durch den Plexus pterygoideus.

Ramus medialis nervi supraorbitalis aus dem Nervus frontalis des Trigeminus I verläuft durch das Foramen sive Incisura frontale steil aufwärts.

Ihm etwa parallel liegt der Ramus lateralis nervi supraorbitalis, der durch das Foramen sive Incisura supraorbitale geht.

Nervus zygomaticus mit den Rami zygomaticofacialis und zygomaticotemporalis stammt aus Trigeminus II.

Regio temporalis. *Die Schläfengegend* wird begrenzt durch Processus zygomaticus ossis frontalis, Linea temporalis, Processus zygomaticus ossis temporalis und Crista intratemporalis.

Die knöcherne Unterlage wird gebildet durch die Pars squamosa des Os temporale, einen Teil des Os frontale, parietale, sphenoidale (Ala magna), zygomaticum und temporale.

Die Fossa temporalis, zum größten Teil ausgefüllt durch den M. temporalis, besteht also aus knöcherner Unterlage plus Jochbogen.

Das Planum temporale ist die mediale Wand der Fossa temporalis, also Fossa temporalis minus Jochbogen.

Die oberste Schicht ist dünne und zarte Haut. Darin verlaufen der Ramus frontalis der A. temporalis superficialis und der Ramus zygomaticotemporalis und Ramus zygomaticofacialis des N. zygomaticus aus Trigeminus II. Ferner Äste des N. auriculotemporalis aus Trigeminus III.

Unter dieser obersten Schicht liegt die derbe Temporalisfaszie, die sich am Os zygomaticum in zwei Blätter spaltet. Das oberflächliche inseriert an der vorderen, das tiefere an der hinteren Kante des Jochbogens. Dazwischen bleibt ein Raum frei, in dem sich Fettgewebe befindet. Durch Fettgewebsmangel zwischen diesen beiden Blättern entstehen die eingesunkenen Schläfen.

Die A. temporalis profunda anterior stammt aus der A. maxillaris. Den gleichen Ursprung haben die Aa. temporales profundae. Die A. temporalis media kommt aus der A. temporalis superficialis.

Die V. temporalis superficialis entspricht mit ihren Wurzeln den Zweigen der gleichnamigen Arterie. Ihr Stamm setzt sich fort in die V. jugularis externa.

Die den Aa. temporales profundae entsprechenden Venen münden in die Venen des Plexus pterygoideus.

N. massetericus stammt aus Trigeminus III. Die Muskelnerven und -arterien liegen unterhalb des M. temporalis, dicht am Knochen, aber außerhalb der Galea.

Auf der Innenseite des Knochens verläuft die extradural gelegene A. meningica media. Sie kommt aus der A. maxillaris und geht durch das Foramen spinosum. Nach Verletzung der A. meningica media liegt die Blutung als extradurales Hämatom zwischen Dura und Knochen.

*Zum Aufsuchen der Sulci und zum Unterbinden der Arterie dienen die Krönlein*schen *Linien.*

Linie 1, Linea horizontalis auriculoorbitalis (Deutsche Horizontale) verbindet den unteren Orbitalrand mit dem oberen Rande des Porus acusticus externus.

Linie 2, Linea horizontalis supraorbitalis (*Krönlein*sche Horizontale), wird der Linie 1 parallel gelegt durch den Margo supraorbitalis.

Linie 3, Linea verticalis zygomatica (vordere Vertikale), ist die Senkrechte auf 1 und 2, auf der Mitte des Jochbogens errichtet.

Linie 4, Linea verticalis retromastoidea (hintere Vertikale), ist die Senkrechte auf 1 und 2, durch den hinteren Rand des Processus mastoideus.

Linie 5, Linea verticalis articularis (mittlere Vertikale), ist die Senkrechte auf 1 und 2, auf dem Köpfchen des Unterkiefers errichtet.

Es ergibt der Schnittpunkt von

3 und 2: die Trepanationsstelle für den Ramus frontalis der A. meningica media;

4 und 2: die Trepanationsstelle für den Ramus parietalis der A. meningica media;

3 und 1: die Vogtsche Unterbindungsstelle des Stammes der A. meningica media beim operativen Eingehen auf das Ganglion semilunare.

Die Linea Rolandica, die den Verlauf des Sulcus centralis angibt, wird erhalten, indem der Kreuzungspunkt der vorderen Vertikalen und der oberen Horizontalen verbunden wird mit dem Punkte, in welchem die hintere Vertikale die Scheitellinie schneidet.

Die Linea Sylvii, die dem Ramus posterior des Sulcus cerebri lateralis entspricht, wird erhalten, indem der Winkel, welchen die Linea Rolandica mit der oberen Horizontalen bildet, halbiert und die Halbierungslinie nach hinten bis zur Kreuzung mit der hinteren Vertikalen verlängert wird.

Die v. Bergmannsche Resektionsstelle, an der man zwecks Eröffnung von Abszessen im Schläfenlappen trepaniert, ist das unmittelbar über dem Gehörgang abgegrenzte Rechteck.

Basis cranii interna et Basis cranii externa

Die Schädelbasis wird gebildet durch das Os occipitale, die Pars petrosa ossis temporalis, das Os sphenoidale, die Partes orbitales ossis frontalis und das Os ethmoidale.

Die Schädelbasis ist am dicksten in der Pars petrosa ossis temporalis, am dünnsten in der Pars orbitalis ossis frontalis und der Lamina cribrosa ossis ethmoidalis.

Auf der Innenseite der Schädelbasis sind drei Gruben zu sehen, die terrassenförmig von vorn nach hinten absteigen, die Etagen des Schädelgrundes.

Die vordere Schädelgrube wird in der Hauptsache von den beiden Orbitaldächern gebildet. Dazwischen liegt die Lamina cribrosa mit zahlreichen Öffnungen für die Nn. olfactorii, die von weiten Lymphscheiden umgeben sind. Diese sind der Weg der Meningokokken bei epidemischer Meningitis. Durch die Lamina cribrosa verlaufen auch: N. ethmoidalis anterior aus dem N. nasociliaris des Trigeminus I, A. ethmoidalis anterior aus der A. ophthalmica der A. carotis interna und A. meningica frontalis aus der A. ethmoidalis anterior. Im kurzen Canalis opticus verlaufen der N. opticus oben, die A. ophthalmica unten lateral.

Die mittlere Schädelgrube grenzt sich median nach vorn durch die Sella turcica des Sphenoids, median nach hinten durch das Dorsum sellae ab. Vorn seitlich liegen die Keilbeinflügel, hinten seitlich die Felsenbeinpyramiden. Die mittlere Schädelgrube hat folgende Öffnungen:

Fissura orbitalis superior für die V. ophthalmica superior, Trigeminus I und die Augenmuskelnerven. Ihre Topographie gehört zum Sinus cavernosus. Foramen rotundum für Trigeminus II, Foramen ovale für Trigeminus III, Foramen spinosum für A. meningica media und Ramus meningicus nervi mandibularis. Foramen lacerum (eine Synchondrosis, durch die der N. petrosus major verläuft). Canalis caroticus für die A. carotis interna. Hiatus canalis facialis für den N. petrosus major. Fissura sphenopetrosa für den N. petrosus minor.

Die hintere Schädelgrube enthält ebenfalls eine mediane Abteilung (Clivus und Pars basilaris ossis occipitalis mit Foramen occipitale magnum), sowie zwei seitliche Buchten, die zum größten Teil von der Squama occipitalis gebildet werden. Sie hat folgende Öffnungen: Porus acusticus internus für N. facialis oben und N. statoacusticus unten. Foramen jugulare für den Bulbus superior venae jugularis im hinteren Teil und die Nn. glossopharyngeus, vagus und accessorius im vorderen Teil.

Der Schädel wird im ganzen durch vier besonders widerstandsfähige Strebepfeiler gefestigt, und zwar am Eckzahn, an der Crista infrazygomatica, am Processus mastoideus, am Os occipitale in der Medianlinie.

Für Schädelbrüche, die mit Vorliebe durch die präformierten Löcher gehen, bestehen drei typische Frakturlinien:

Linie 1 verläuft vom Foramen rotundum der einen Seite quer durch den Türkensattel zum Foramen lacerum und Foramen spinosum der anderen Seite.

Linie 2 verläuft von rechts vom Canalis hypoglossi über Foramen jugulare, Porus acusticus internus und Foramen spinosum lateralwärts zur Schuppe des rechten Schläfenbeins. Sie kann das Labyrinth eröffnen.

Linie 3 verläuft vom Foramen spinosum über Foramen ovale, Foramen rotundum und Canalis opticus durch die Pars orbitalis ossis frontalis. Hierbei kann der Processus clinoideus anterior alae parvae des Keilbeins abgetrennt werden und dann Augennerven sowie Sinus cavernosus verletzen.

Dura mater. *Die harte Hirnhaut* bildet einerseits inneres Schädelperiost, andererseits Stützen einzelner Hirnabschnitte. Ferner schließt sie die großen venösen Blutleiter ein. Sie ist mit dem Knochen besonders fest an den Stellen der Siebbeinplatte, der Sinus und der Nähte verwachsen und läßt sich am Schädeldach leichter als an der Schädelbasis ablösen, da sie hier zum Teil mit der Umgrenzung der vielen Öffnungen verwachsen ist, zum Teil auch viele Nerven eine Strecke lang als Scheide begleitet. Das innere Blatt der Dura bildet die Falx cerebri und das Tentorium cerebelli.

Die Falx cerebri erstreckt sich von der Crista galli längs des Sulcus sagittalis zur Protuberantia occipitalis interna.

Das Tentorium cerebelli erstreckt sich von der Protuberantia occipitalis interna längs des Sulcus sinus transversi und des Apex partis petrosae bis zum Processus clinoideus anterior alae parvae. Es bildet eine spitzbogenartig nach hinten ausgezogene Platte, durch die die Medulla oblongata, Kleinhirn, Mittelhirn und die Austrittsstellen der großen Hirnnerven — mit Ausnahme der Nn. optici und Nn. olfactorii — von den Großhirnhemisphären abgegrenzt werden.

Durch Falx und Tentorium wird die Einmündung der V. cerebri magna in den Sinus rectus gut fixiert.

Die Dura mater bildet ferner die Sinus durae matris.

Im Sinus sagittalis superior finden sich bei der Leiche häufig unten hinten Blutgerinnsel, weiter oben Speckgerinnsel, oben Serum.

Außerdem bildet die Dura mater die Sinus sagittalis inferior, rectus, transversus mit Confluens sinuum, sigmoideus, petrosus superior, petrosus inferior und Sinus cavernosus mit Sinus intercavernosi. Die Zuflüsse erfolgen teils aus den Wandungen des Schädels, teils aus dem Gehirn.

Abflüsse erfolgen teils durch das Foramen jugulare in die V. jugularis interna, in die Vv. vertebrales und in die Emissaria.

Die Dura wird versorgt durch die A. meningica media aus A. maxillaris, A. meningica anterior aus A. ethmoidea anterior, A. meningica posterior aus A. pharyngica ascendens. Außerdem Rami meningici der A. vertebralis.

Sie wird innerviert vom Ramus meningicus nervi ophthalmici aus Trigeminus I, Ramus meningicus aus Trigeminus II und aus Trigeminus III, Ramus meningicus nervi vagi. Dieser bewirkt das Erbrechen bei Meningitis und Commotio cerebri, während die Trigeminusäste der Dura Kopfschmerzen bedingen können.

Sinus cavernosus. *Die beiden Zellblutleiter*, zu beiden Seiten der Sella turcica gelegen und durch die Sinus intercavernosi quer verbunden, sind von zahlreichen Bindegewebsbalken durchsetzt.

Der Sinus cavernosus erhält seinen Zufluß aus der V. ophthalmica superior und dem Plexus venosus foraminis ovalis. Der Abfluß wird durch die Sinus petrosi superior und inferior gebildet. Durch letztere besteht bei Ohraffektionen die Möglichkeit der fortgeleiteten Thrombose. Eine Thrombose des Sinus cavernosus etwa bei Mastoiditis, bewirkt einen Exophthalmus. Der Sinus petrosus inferior mündet nicht in den Bulbus superior venae jugularis wie der Sinus petrosus superior, sondern häufiger außerhalb des Schädels, direkt in die V. jugularis interna. Dort besteht ein klappenartiger Verschluß.

Am Sinus cavernosus, zwischen die beiden Blätter der Dura eingeschlossen, liegt das Ganglion semilunare mit seinen drei Ästen: Trigeminus I, im Querschnitt aufrecht oval, Trigeminus II rund, Trigeminus III quer oval.

Im Sinus cavernosus liegt die Endstrecke der A. carotis interna und der N. abducens.

In der Wand des Sinus cavernosus liegen die Nn. oculomotorius, trochlearis, Trigeminus I und Trigeminus II.

Der N. abducens durchbohrt tief am Clivus ossis sphenoidalis die Dura, überbrückt den Sinus petrosus inferior und liegt dann auf der S-förmigen A. carotis interna, bedeckt von Trigeminus I und II. Der N. oculomotorius verläuft im oberen Durablatt des Sinus cavernosus, der N. trochlearis liegt auf Trigeminus I. — Diese Verhältnisse sind besonders gut an Bildern zu studieren.

N. facialis und N. statoacusticus treten in den Porus acusticus internus ein.

Die Nn. glossopharyngeus, vagus und accessorius konvergieren gegen die vordere Abteilung des Foramen jugulare, der N. hypoglossus durchbohrt die Dura meist in zwei Löchern und gelangt durch den Canalis hypoglossi nach außen.

Hypophysis. *Der Hirnanhang* liegt in der Sella turcica. Diese ragt nach den Sinus sphenoidales vor, die in ihrer Größe variieren. Die Hypophyse wird von einer derben Durapartie, dem Diaphragma sellae bedeckt, durch welches das Infundibulum tritt. Dieses verbindet den hinteren nervösen und kleineren Teil der Drüse — im Gegensatz zum vorderen adenoiden größeren Teil — mit dem Boden des dritten Ventrikels.

Direkt vorn unten befindet sich die Keilbeinhöhle mit medianer Scheidewand.

Bei ausgedehnter Pneumatisation des Corporis ossis sphenoidalis kann die Hypophyse wie eine Schlafrolle in die Keilbeinhöhle hineinragen oder es kann die dünne Knochenlamelle durch Schleimhaut ersetzt sein.

Der operative Zugang zur Hypophyse erfolgt von vorn durch Eröffnung der äußeren Nase, Ausräumung der Cellulae ethmoidales und Resektion der entsprechenden Concha sphenoidalis.

Hypophysentumoren können das oben liegende Chiasma opticum erreichen, die dort sich kreuzenden, aus den nasalen Hälften der Retina stammenden Fasern treffen und so bitemporale Hemianopsie bewirken. Lateralwärts ergeben sich Beziehungen zum Sinus cavernosus und der darin verlaufenden A. carotis interna, A. ophthalmica und N. opticus.

Arachnoidea et Pia mater encephali. *Die Spinnwebenhaut* und die *weiche Hirnhaut* sind durch Bindegewebsbalken verbunden und werden gemeinsam Leptomeninx genannt. Die Dura heißt im Verhältnis hierzu auch Pachymeninx. Die Arachnoidea ist gefäßarm und überbrückt die Hirnfurchen. Die Pia ist gefäßreich und dringt in die Tiefe aller Furchen.

Zwischen Arachnoidea und Dura befindet sich das Cavum subdurale. Es ist wie das Cavum subarachnoidale ein Liquorraum und reicht sackartig in den Wirbelkanal. Das Cavum subdurale ist mit dem Cavum subarachnoidale nicht verbunden, wohl aber mit den Lymphscheiden der Gehirn- und Rückenmarksnerven an ihren Austrittsstellen. Am N. opticus läßt es sich bis zum Bulbus verfolgen. Das Cavum subarachnoidale befindet sich zwischen Arachnoidea und Pia. Es ist mit Liquor cerebrospinalis angefüllt und kann als ein Wasserkissen des Zentralnervensystems angesehen werden.

An mehreren Stellen erweitert sich das Cavum subarachnoidale zu sog. Zisternen, in denen, vom Liquor umspült, die großen Stämme der Hirnarterien verlaufen. In der Cisterna interpeduncularis liegt der Circulus arteriosus cerebri; im Cavum subarachnoidale die A. cerebri media. Blutextravasate dieser Gefäße gelangen zunächst in die genannten Räume. Die Cisterna cerebellomedullaris kommuniziert mit dem vierten Ventrikel durch die Apertura mediana ventriculi quarti und weiter durch den Aquaeductus cerebri und das Foramen interventriculare mit den übrigen Gehirnventrikeln. Das Cavum subarachnoidale und die einzelnen Gehirnventrikel stellen also einen zusammenhängenden Liquorraum dar. — Über die Entstehung des Liquors sind verschiedene Auffassungen geäußert worden. Die größte Wahrscheinlichkeit hat die Annahme, daß seine Bildung durch die Kapillaren der Plexus chorioidei erfolgt. — Das Cavum subarachnoidale erstreckt sich längs des N. opticus bis zum Bulbus. Es geht ferner längs des N. statoacusticus bis zum Innenohr und steht dort im Zusammenhang mit dem Spatium perilymphaticum des Labyrinthes.

Der Zisternenstich wird dicht oberhalb des Foramen occipitale magnum in die Cisterna cerebellomedullaris ausgeführt. Da der Liquor überall nachfließt, wird die Punktion oft zur Pneumo-Encephalographie angewendet.

Cerebrum. Zur Bestimmung der verschiedenen *Gehirnzentren* dienen drei Hauptfurchen:

Sulcus centralis,
Sulcus lateralis,
Sulcus parietooccipitalis.

Diese Verhältnisse sind besonders gut an Abbildungen zu studieren.

Vor dem Sulcus centralis liegen folgende motorische Zentren:

— *Bein* —, im Lobulus paracentralis, das ist die Vereinigung von Gyrus praecentralis und Gyrus postcentralis an der medialen Fläche der Großhirnhemisphären.

— *Rumpf* —, im Gyrus praecentralis.

— *Arm* —, im Gyrus praecentralis.

— *Feinere Bewegung der Arm- und Handmuskulatur, Augendrehung, Kopfdrehung und Schreiben* —, im Gyrus frontalis medius.

— *Mimische Gesichtsmuskulatur, Facialis, Mund und Zunge* —, im Gyrus praecentralis.

— *Motorisches Sprachzentrum von Broca, Hypoglossus, Kehlkopf, Kauen und Schlund* —, im Operculum.

— *Feinere Bewegungen von Lippe, Gaumen, Zunge und Kehlkopf* —, im Gyrus frontalis inferior.

Hinter dem Sulcus centralis liegen folgende sensorische Zentren:

— *Muskelsinn und Körperfühlsphäre* —, im Gyrus postcentralis und Lobulus parietalis superior.

— *Optische Erinnerungsbilder* —, um Cuneus, zwischen Sulcus parietooccipitalis und Sulcus calcarinus.

— *Sehzentrum* —, in den Abhängen des Sulcus calcarinus.

— *Optisches Sprachzentrum* —, im Gyrus angularis.

— *Akustisches Sprachzentrum von Wernicke* —, im Gyrus temporalis superior.

— *Hörzentrum* —, in den Gyri temporales transversi.

— *Geruch und Geschmackzentrum* —, im Gyrus hippocampi und Ammonshorn.

Die Sprachzentren liegen bei Rechtshändern links.

Lernt man beizeiten links hantieren, so kann im Falle einer linksseitigen Apoplexie die Sprache bald wieder erlangt werden.

Die Lage der Hauptfurchen und der großen Zentren wird festgestellt mit Hilfe der *Krönlein*schen Linien. Diese sind bei der Regio temporalis angegeben.

Die Hirngefäße, A. cerebri anterior, media und posterior sind Endarterien mit nicht ausreichenden Anastomosen und können bei Obliteration keinen Kollateralkreislauf ausbilden. Sie entstammen dem Circulus arteriosus cerebri, der im Cavum subarachnoidale liegt. Er wird gebildet von den beiden Aa. vertebrales, die die A. basilaris bilden und den beiden Aa. carotis internae mit Hilfe der A. communicans anterior der A. communicans posterior.

Von diesem Gefäßkranz gehen die Rami corticales und Rami centrales aus.

Die *Rami corticales* versorgen, oberflächlich und subarachnoidal gelegen, die graue Rindensubstanz des Groß- und Kleinhirns sowie das Zentrum semiovale.

Die *Rami centrales* dringen senkrecht in das Gehirn ein und versorgen die zentralen grauen Massen, die Kerne der Hirnnerven, die Capsula interna und teilweise auch das Centrum semiovale.

Die Verbreitungsgebiete sind bestimmt umschrieben. Die Rami corticales der A. cerebralis anterior versorgen die mediale Fläche der Großhirnhemisphären, deren Konvexität über der Mantelkante bis zum Gyrus frontalis superior und Gyrus parietalis superior.

Die Rami corticales der A. cerebralis media versorgen den Sulcus cerebri lateralis mit Umgebung sowie die Insel.

Die Rami corticales der A. cerebralis posterior versorgen den Okzipitallappen ohne Gyrus temporalis superior.

Die Rami centrales der A. cerebralis anterior verlaufen durch die Substantia perforata anterior, Trigonum olfactorium zum Kopf des Nucleus caudatus.

Die Rami centrales der A. cerebralis media verlaufen durch die Substantia perforata lateralis zum Nucleus lentiformis, Nucleus caudatus, Capsula interna und zum Centrum semiovale. Die Apoplexiegefäße sind die Aa. striati.

Die Rami centrales der A. cerebralis posterior verlaufen durch die Substantia perforata posterior, Substantia perforata intercruralis zur Haube und den Kernen des Mittelhirns.

Eine vierte Gruppe, die Rami centrales der A. basilaris, verlaufen zur Brücke und den Kernen der Rautengrube. In den genannten Gefäßen ist der Blutdruck relativ hoch. Sie reißen daher leicht, und je nach dem Sitz der Blutung kommt es zu Mono-, Di-, Hemi- und Paraplegien.

Die Hirnvenen verlaufen nicht mit den Arterien zusammen. Die oberflächlichen und äußeren Venen der Großhirnhemisphären fließen zum Teil in den Sinus sagittalis superior, zum Teil in den Sinus transversus und Sinus cavernosus.

Die inneren und tiefen Venen aus den Plexus chorioidei und den Ventrikelwandungen sammeln sich zur Vena cerebri magna, die in den Sinus rectus mündet.

Die zwölf Hirnnerven zeigen ein bestimmtes Verhalten zur Brücke. Nervi 1—4 treten vor, Nervus 5 durch die Brücke und Nervi 6—12 hinter der Brücke aus.

Ihre Kerne sind sämtlich im Hirnstamm gelegen, der aus Vierhügel, Hirnschenkel, Brücke und verlängertem Mark besteht. Die Erkrankung des Truncus cerebri kann also aus nucleären Symptomen diagnostiziert werden.

Der erste und zweite Hirnnerv sind eigentlich besondere Hirnteile. Die übrigen Hirnnerven liegen in drei Etagen angeordnet.

Die oberste Etage unter dem Aquaeductus cerebri und dem Boden der Rautengrube enthält die Kerne der Nervi 3, 4, 5 (sensibel), 6, 8 (vestibuli), 9, 10 (sensibel) und 12.

Die mittlere Etage unter dem Boden des vierten Ventrikels enthält die Kerne der Nervi 5 (motorisch), 7, 10 (motorisch) und 11 (motorisch).

Die tiefste Etage, die als Tuberculum acusticum bezeichnete ventro-laterale Vorwölbung im Kleinhirnbrückenwinkel, enthält den Kern des Nervus cochleae.

Die Hirnbahnen haben besondere Beziehungen zu Eiterprozessen. Abszesse, die von der Großhirnrinde ausgehen, können sich weiter in die Tiefe verbreiten. Ihr Weg wird durch den Verlauf der Fasern der Radiatio corporis callosi gegen die Crura cerebri bestimmt. In der zwischen den Stammganglien gelegenen Capsula interna verlaufen nun die einzelnen Bahnen wie beim kriechenden Tier um so weiter nach hinten, je höher das betreffende Zentrum an der Konvexität der Großhirnhemisphäre liegt. Je weiter also ein Abszess gegen das Crus cerebri vorschreitet, um so schwerer werden die Symptome, die er durch Verletzung der in der Capsula interna zusammengedrängten Bahnen hervorruft.

Die Gehirnventrikel sind der Punktion zugängig. Nach Kocher wird das Unterhorn des Seitenventrikels punktiert drei Zentimeter hinter und drei Zentimeter über dem äußeren Gehörgang, um den Sinus transversus zu vermeiden. Der Einstich erfolgt schräg aufwärts in der Richtung gegen die Spitze der anderseitigen Ohrmuschel, vier Zentimeter tief.

Wird von oben punktiert, so sticht man vor dem Bregma, dem Vereinigungspunkt der Sutura sagittalis und coronalis, zur Vermeidung des Sinus sagittalis superior zwei Zentimeter von der Medianlinie entfernt nach abwärts und rückwärts fünf bis sechs Zentimeter tief ein.

SPLANCHNOCRANIUM = DER GESICHTSSCHÄDEL

Die Gesichtsgegend wird begrenzt durch Nasenwurzel, Arcus superciliaris, Jochbogen, Senkrechte vor dem äußeren Gehörgang und Unterkiefer.

Sie besteht aus einem oberen Knochenkomplex, der eine Anzahl von Hohlräumen umschließt — Orbita, Nase mit Nebenhöhlen — und einem unteren massigen Knochen, der Mandibula.

Durch beide Knochenabschnitte wird die Mundhöhle begrenzt.

Die das Knochengerüst bedeckenden Weichteile sind einerseits Kaumuskeln, andererseits mimische Gesichtsmuskeln mit Sphinkter- und Dilatatorbildung, ferner größere, oberflächlich verlaufende Nerven- und Gefäßstämme, die bei der Topographie der entsprechenden Unterregionen im folgenden beschrieben werden.

Regio orbitalis

Die Form der Augenhöhle entspricht einer vierseitigen Pyramide.

Spitze ist der Canalis opticus, Basis ist der Aditus orbitae. Die Achsen kreuzen sich gerade hinter dem Dorsum sellae. Die Orbita wird von sieben Knochen gebildet: 1. Processus orbitalis ossis palatini. 2. Maxilla mit Facies orbitalis und Processus frontalis. 3. Os lacrimale. 4. Lamina orbitalis ossis ethmoidalis. 5. Ala parva und magna ossis sphenoidalis. 6. Facies orbitalis ossis frontalis. 7. Facies orbitalis ossis zygomatici. Diese Knochen sind innen von einem derben Periost (Periorbita) überzogen, die sich wie die Dura leicht vom Knochen ablösen läßt, ausgenommen an den Öffnungen.

Die vier Wände der vierseitigen Pyramide sind:

Paries superior orbitae, sie steht in naher Beziehung zum Sinus frontalis.

Paries lateralis orbitae, ihre Resektion gestattet operative Eingriffe an den retrobulbären Gebilden.

Paries inferior orbitae, sie steht in naher Beziehung zum Sinus maxillaris.

Paries medialis orbitae, sie wird nur durch die dünne Lamina orbitalis ossis ethmoidalis von den Cellulae ethmoidales getrennt.

Am Knochenpräparat sind sieben Öffnungen zu sehen.

1. *Canalis opticus* mit N. opticus oben und A. ophthalmica unten. Der Kanal ist sehr eng. Der Nerv kann daher leicht verletzt werden. Bei einem weit pneumatisierten Os sphenoidale kann durch eine fortgeleitete Entzündung eine Neuritis retrobulbaris entstehen.

2. *Fissura orbitalis superior* von der Form eines windschiefen, nach medial hängenden Tropfens. In Höhe seiner Mitte befindet sich für den lateralen Kopf des M. rectus bulbi lateralis ein Knochenvorsprung. Der untere Pol des hängenden Tropfens liegt lateral und abwärts vom Canalis opticus und über dem Foramen rotundum.

Durch die Fissura orbitalis superior verlaufen N. opticus, N. trochlearis, N. abducens, N. oculomotorius, V. ophthalmica superior. Die V. ophthalmica inferior liegt am Boden der Orbita zwischen M. rectus bulbi inferior und M. rectus bulbi lateralis.

3. *Fissura orbitalis inferior,* bei Tieren sehr groß, führt zur Fossa infratemporalis und ist durch glatte Muskulatur und Bindegewebe verschlossen. Nach hinten führt sie in die Fossa pterygopalatina. In der Fissura orbitalis inferior verlaufen N. infraorbitalis aus Trigeminus II und A. infraorbitalis aus A. maxillaris.

4. *Canalis nasolacrimalis* enthält den Ductus nasolacrimalis und führt von der Fossa sacci lacrimalis zur Plica lacrimalis im unteren Nasengang.

5. *Foramen ethmoidale anterius* mit N. ethmoidalis anterior und A. ethmoidalis anterior.

6. *Foramen ethmoidale posterius* mit N. ethmoidalis posterior und A. ethmoidalis posterior.

Die Nerven stammen aus dem N. nasociliaris des Trigeminus I.

Die Arterien stammen aus der A. ophthalmica.

7. *Foramen zygomaticoorbitale* für N. zygomaticus des Trigeminus II.

Im Knochen teilt sich der Kanal in zwei Arme:
Foramen zygomaticofaciale für Ramus zygomaticofacialis,
Foramen zygomaticotemporale für Ramus zygomaticotemporalis.

Der Inhalt der Augenhöhle besteht aus Bulbus oculi mit Capsula bulbi, N. opticus, sechs äußeren Augenmuskeln, Tränendrüse, Gefäßen, Nerven und Orbitalfett.

Die Capsula oder Fascia bulbi teilt die Orbita in einen bulbären und einen retrobulbären Abschnitt.

Da der Hornhautscheitel hinter der Senkrechten auf dem Margo aditus orbitae liegt, ist der Bulbus nur lateral wenig geschützt.

Das vordere Segment des Bulbus umfaßt Cornea, Vorderkammer, Linse, Hinterkammer und die Fibrae suspensoriae lentis. Es ist durch den Konjunktivalsack zugängig.

Das hintere Segment des Bulbus, noch vor dem Äquator gelegen, grenzt sich von dem vorderen Segment durch den Übergang der Pars ciliaris retinae in die Pars optica ab und besteht aus Retina, Chorioidea, Sclera, Corpus vitreum, Muskelansätzen und N. opticus. Es ist nach der Resektion der lateralen Orbitalwand zugängig.

Aus dem Bindegewebe der Orbita und aus Abzweigungen der Muskelfaszien hat sich eine Membran (Fascia bulbi) herausdifferenziert, die vom Fornix conjunctivae bis zum Canalis opticus reicht, sich dem hinteren Bulbussegment wie eine Gelenkpfanne anpaßt und von diesem nur durch das spaltförmige Spatium circumbulbare getrennt ist. Die Fascia bulbi wird von Gefäßen, Nerven und Sehnen durchsetzt.

Die Faszienzipfel der Augenmuskelfaszien, die sich am Margo aditus orbitae anheften, sind für die Fixation der Fascia bulbi und damit auch des Bulbus in der Orbita von größtem Wert. Der Bulbus gleitet nicht, wie etwa bei einem freien Gelenk der Gelenkkopf in der Pfanne, auf der Capsula bulbi, denn er ist mit ihr durch Faserstränge und dem N. opticus verbunden. Die Capsula bulbi geht daher bei Bewegungen des Bulbus mit. Der Bulbus schwebt in der Orbita bisweilen mehr vorn, bisweilen mehr hinten und kann überhaupt etwas vortreten, wenn ein Mensch dicker wird.

Im retrobulbären Teil der Orbita bilden die Augenmuskeln mit Ausnahme des M. obliquus bulbi inferior einen Kegel, dessen Spitze nach dem gemeinsamen Ursprungsort, dem Anulus tendineus communis, gerichtet ist. Der rechte M. obliquus bulbi superior verläuft dabei wie der linke erhobene Arm desselben Menschen und umgekehrt der linke Muskel wie der rechte Arm. Der M. obliquus bulbi inferior entspringt lateral vom Eingang in den knöchernen Canalis naso lacrimalis.

Der Ramus lateralis nervi supraorbitalis, der N. lacrimalis und die V. ophthalmica superior verlaufen außerhalb des Kegels, die Nn. opticus, oculomotorius, nasociliaris, abducens und die A. ophthalmica innerhalb.

Der N. lacrimalis tritt zuoberst durch die Fissura orbitalis superior in die Augenhöhle ein.

Der N. abducens legt sich alsbald nach seinem Durchtritt der medialen Fläche des M. rectus lateralis an und verzweigt sich in ihm.

Das Ganglion ciliare mit dem Ramus communicans cum nervi nasociliari des Trigeminus I und der Radix oculomotoria liegt weit hinten in der Orbita zwischen M. rectus bulbi lateralis, superior und dem N. opticus.

Die A. ophthalmica versorgt den ganzen Inhalt der Orbita und verläuft S-förmig, von hinten unten nach lateral oben, nach medial vorn um den N. opticus.

Die Vv. ophthalmicae münden in den Sinus cavernosus und stehen mit der V. facialis in Verbindung. Es besteht daher, etwa bei Gesichtserysipel, die Möglichkeit zur Fortleitung der Infektion auf das Gehirn.

Der N. opticus liegt in seinem ersten Teil in der Schädelhöhle, mit seinem zweiten Teil im Canalis opticus und mit seinem dritten Teil in der Orbita.

Die intraorbitale Strecke hat eine hintere laterale, eine vordere mediale und eine vertikale, bajonettartige Krümmung. Der Sehnerv besitzt eine Dura-, Arachnoidea- und Piascheide mit einem Cavum subdurale und einem Cavum subarachnoidale.

Dura- und Arachnoideascheide setzen sich in die äußeren zwei Drittel der Sklera fort, während die Pia in das innere Drittel der Sklera ausläuft.

Regio palpebralis

Die Lidgegend umfaßt den Orbitalrand und die Augenlider. Beide werden begrenzt durch die Sulci palpebrales superior, inferior und palpebromalaris. Die Lider streifen auf der vorderen Fläche des Bulbus und passen sich der Form seines vorderen Segmentes an. Durch die Form der Lider kann das Auge in einem mandelförmigen Schlitz erscheinen. Der Bulbus an sich ist ausdruckslos. Den Ausdruck erzeugt die mimische Muskulatur. Die Lider tragen auf dem längeren lateralen Abschnitt Zilien, auf dem medialen bilden sie den Tränensee. Grenze zwischen beiden Abschnitten sind die Puncta lacrimalia. Die Lider besitzen einen Tarsus superior und inferior, derbelastische, stützende Bindegewebsmassen. In ihnen liegen die Glandulae sebaceae, modifizierte Talgdrüsen. Ihre Entzündung nennt man das Hagelkorn (Chalacion). An der Lidkante, die scharf nach hinten abgesetzt ist, liegen die Glandulae ciliares, modifizierte Schweißdrüsen. Ihre Entzündung nennt man das Gerstenkorn (Hordeolum). Von vorn betrachtet sind die Zilien gruppenweise zu Pinselchen angeordnet und nach außen abgebogen. Ihre Konvexität sieht nach der Lidspalte und beim Lidschluß greifen sie gitterartig ineinander.

Die oberflächliche Schicht besteht aus zarter Haut, fast fettlosem, subkutanem Bindegewebe und M. orbicularis oculi mit Pars orbitalis, palpebralis und lacrimalis.

Die tiefe Schicht besteht aus dem Septum orbitale, das vom Margo aditus orbitae aus in die Tarsi übergeht. Es bildet vor dem Bulbus eine feste Bindegewebsmembran, die bis zu den Lidkanten reicht und als Scheidewand bei Eiterungen eine große Bedeutung hat. Am Tarsus superior inseriert oben die Sehne des M. levator palpebrae superior. Zwischen der Muskelschicht und dem Septum orbitale liegt noch lockeres Bindegewebe. Hierdurch entsteht das Lidödem.

Die Tarsi sind durch das Lig. palpebrale mediale und die Raphe palpebralis lateralis mit dem Orbitalrande verbunden.

Die Pars lacrimalis des M. orbicularis oculi entspringt zum Teil vom Lig. palpebrale mediale, das sich an der Crista lacrimalis anterior festsetzt, zum Teil mittels des Septum orbitale von der Crista lacrimalis posterior. Zwischen diesem Teil des M. orbicularis oculi und dem Lig. palpebrale mediale liegt der Tränensack, der durch die geschilderten beiden Herkunftsteile der Pars lacrimalis bei der Lidbewegung abwechselnd kontrahiert und erweitert wird. Dadurch wird bei jedem Lidschlag die überschüssige Tränenflüssigkeit nach abwärts fortbewegt.

Die arterielle Versorgung erfolgt durch die Arteriae supraorbitalis, supratrochlearis, facialis, infraorbitalis und Ramus frontalis der A. temporalis superficialis. Ihre Zweige bilden die beiden Arcus palpebrales superior und inferior.

Die Venen verhalten sich ähnlich wie die Arterien.

Die Lymphgefäße des nasalen Abschnittes ziehen zu den Nodi lymphatici submandibulares, die des temporalen zu den Nodi lymphatici parotidei superficiales und profundi.

Die motorischen Nerven stammen aus dem Plexus parotideus des N. facialis. Die sensiblen Nerven für das Oberlid zweigen ab vom N. ophthalmicus, für das Unterlid vom N. maxillaris.

Saccus conjunctivae. *Der Bindehautsack* trennt vorderen Bulbusumfang von hinterer Fläche der Augenlider. Die Tunica conjunctiva bulbi wird von der Tunica conjunctiva palpebrarum in der Regel nur durch eine dünne Flüssigkeitsschicht getrennt. Statt eines Sackes wäre daher besser von einem Spalt zu sprechen. Der Fornix conjunctivae superior ist ausgedehnter als der Fornix conjunctivae inferior. Die Tunica conjunctiva bulbi wird von der Sklera durch eine durchsichtige Bindegewebsschicht getrennt. Auf die Cornea geht sie nur als Epithel und Membrana elastica anterior über. Die Tunica conjunctivae palpebrarum ist sehr innig verbunden mit der hinteren Fläche der Tarsi und geht am Augenlidrande in die äußere Haut über. Von der Sehne des M. levator palpebrae superior, wie vom Septum orbitale wird sie dagegen durch lockeres Bindegewebe getrennt.

Die Tunica conjunctivae palpebrarum, der Fornix conjunctivae superior und der größere periphere Teil der Tunica conjunctiva bulbi werden versorgt durch die Aa. palpebrales aus der A. ophthalmica.

Der restliche, an die Cornea grenzende kleinere Teil der Tunica conjunctiva bulbi wird versorgt durch die Aa. ciliares anteriores aus der A. ophthalmica.

Bei Erkrankungen der Lider wird also der größte Teil der Bindehaut in Mitleidenschaft gezogen.

Bei Entzündungen der Iris und des Corpus ciliare weist der Limbus corneae die perikorneale Injektion auf.

Die Venen verhalten sich wie die Arterien, die Lymphgefäße wie die der Augenlider.

Apparatus lacrimalis. *Die Tränendrüse* befindet sich lateral oben in der Orbita und besteht aus zwei Abschnitten, Pars orbitalis und Pars palpebralis, getrennt durch eine Ausbreitung der Sehne des M. levator palpebrae superior. Dieser verbreitet sich, von seiner an der orbitalen Mündung des Canalis opticus befindlichen Ursprungsstelle kommend, nach vorn und entsendet einen medialen und lateralen Faszienzipfel zum Orbitalrand. Außerdem spaltet sich der Muskelansatz in drei Blätter: zur Haut, zum Tarsus und zum Konjunktivalfornix. Über seiner lateralen Sehnenausbreitung befindet sich die größere, kompaktere Pars orbitalis glandulae lacrimalis, darunter die kleinere, flachere Pars palpebralis glandulae lacrimalis. Beide Drüsenabschnitte hängen hinten miteinander zusammen. Die Ausführungsgänge des oberen Drüsenabschnittes durchbrechen die laterale Levatorsehne und münden mit den Ausführungsgängen des unteren Drüsenabschnittes lateral oben in den Fornix superior des Konjunktivalsackes. Die Tränenflüssigkeit, das Sekret der Drüsen, ist spezifisch und bakterizid. Die Drüsenzellen haben Granula. Die Ausführungsgänge sind ausgekleidet mit hohem, geschichtetem Plattenepithel. Die Tränendrüse wird versorgt von der crimalis aus der A. ophthalmica und vom N. lacrimalis aus dem N. ophthalmicus.

Der obere Drüsenabschnitt wird von vorn erreicht, indem man parallel zum lateralen Drittel des Margo aditus orbitae eingeht.

Der untere Drüsenabschnitt wird von der lateralen Hälfte des Fornix conjunctivae superior aus aufgesucht.

Der Tränenweg verläuft als Rivus lacrimalis zwischen und auf den Lidkanten nach medial zum Lacus lacrimalis. Hier befinden sich oben und unten an der Lidkante je ein Papilla lacrimalis mit den Puncta lacrimalia als Öffnungen der Tränenabführungsgänge. Die anschließenden Ductus lacrimales superior und inferior verlaufen zuerst vertikal nach oben und unten, medial. Sie bilden dann einen scharfen Knick, um mehr horizontal nach unten bzw. oben, medianwärts bis zu ihrer Vereinigungsstelle vor dem Saccus lacrimalis zu ziehen. Der Saccus lacrimalis liegt in der Fossa sacci lacrimalis. Seine Beziehungen wurden in der Regio palpebralis dargestellt. Er wird operativ auf zwei Wegen erreicht. Die früher geübte *Toti*sche Operation wurde von vorn ausgeführt. Die heute angewandte *West*sche Operation erfolgt durch die laterale Nasenwand und hinterläßt keine Narben. Bei dieser sog. Dakryozystorhinostomie, der Herstellung einer breiten Drainageverbindung zwischen Tränensack und Nasenhöhle, wird vom Os lacrimale und der Lamina orbitalis ossis ethmoidalis ein Stück weggemeißelt.

Der Ductus nasolacrimalis mündet in den unteren Nasengang meist einen Zentimeter hinter seinem vorderen Ende und wird von einer Schleimhautfalte verdeckt (Plica lacrimalis).

Seine Sondierung erfolgt von oben her in der *Merkel*schen Linie, die vom medialen Augenwinkel zur Grenze zwischen dem zweiten Prämolar- und dem ersten Molarzahn zieht.

Regio nasalis

Die äußere Nase wird begrenzt oben durch die Verbindungslinie der Augenbrauen, unten durch die entsprechende Parallele in Höhe des Ansatzes des

Septum nasi an die Oberlippe, seitlich durch eine Linie vom medialen Augenwinkel zur Nasolabialfurche.

Die knöcherne Grundlage wird gebildet durch die Umgrenzung der Apertura piriformis. Oben die Ossa nasalia. Sie bestimmen die Wölbung des Nasenrückens. Unten die Spina nasalis anterior. Seitlich die Processus frontales maxillae mit den Cartilagines apicis nasi. Letztere verbinden sich mit dem Cartilago septi nasi in der Medianebene. Die Cartilagines nasales accessoriae bestimmen die Form der Nasenlöcher.

Eine Schwächung des Cartilago septi nasi — etwa bei Lues — kann die Sattelnase zur Folge haben. Wegen der kosmetischen Operationen ist die Kenntnis der Nasenknorpel von Bedeutung.

Die Haut des Nasenrückens ist verschieblich. Im Bereich der Nasenflügel ist sie derber und enthält zahlreiche Talgdrüsen, die Anlaß zu Komedonenbildung geben können. An der Nasenspitze ist die Haut ziemlich straff.

Die Muskeln sind rudimentäre Erweiterer und Verengerer der Nares (äußere Nasenöffnungen). Durch die Choanen (innere Nasenöffnungen) wird die Verbindung zum Epipharynx hergestellt.

Die A. dorsalis nasi aus der A. ophthalmica und die A. angularis aus der A. facialis versorgen die äußere Nase.

Die V. facialis führt das Blut ab.

Die Lymphgefäße ziehen zu den Nodi lymphatici parotidei und submandibulares.

Die motorische Versorgung erfolgt durch Äste des N. facialis, die sensorische aus dem N. infraorbitalis des Trigeminus II und dem N. ethmoidalis anterior des Trigeminus I. Diese Nerven bedingen das Niesen.

Die innere Nase wird durch das Septum nasi in zwei raumgleiche Höhlen mit je sechs Wänden geteilt.

Die obere Wand ist schmal und wird gebildet durch die Ossa nasalia, frontalia, die Lamina cribrosa des Siebbeins und die Juga cerebralia alae majoris ossis sphenoidalis. Durch die Lamina cribrosa treten die Nn. olfactorii mit breiten Lymphscheiden, die das Spatium subarachnoidale fortsetzen, hindurch. Bei Eingriffen darf daher nicht zu hoch operiert werden.

Die untere Wand ist muldenförmig und wird gebildet durch den Processus palatinus maxillae und durch das Os palatinum. Sie senkt sich etwas gegen den Epipharynx und kann bei großem Sinus maxillaris von unten durch die Kieferhöhle unterminiert werden.

Die hintere Wand ist unvollständig und wird durch das Keilbein gebildet. Die Sonde in die dort mündende Keilbeinhöhle wird über die Mitte des unteren

Randes der mittleren Muschel geführt. Über der Mündung liegt der Recessus sphenoethmoidalis.

Die vordere Wand ist unvollständig. Am Übergang der Cartilago septi nasi in die Cartilagines apicis nasi beginnt die Weichnase (Pars mobilis nasi) mit dem Vestibulum.

Die mediale Wand ist die Nasenscheidewand. Sie wird gebildet durch Vomer, Cartilago septi mit Processus sphenoidalis und Lamina perpendicularis ossis ethmoidalis. Der Vomer besteht aus zwei Lamellen mit deren Ausläufern er das Rostrum sphenoidale umfaßt. Zwischen der Crista nasalis des Processus palatinus ossis maxillae und dem Vomer besteht eine Synostose. Das sonst bei Operationen leicht ablösbare Periost und die Schleimhaut sind an dieser Stelle dem Gerüst der Nasenscheidewand fester angeheftet. Hier entstehen oft dornartige Vorsprünge (Spinae oder Cristae septi), die schräg nach oben verlaufen.

Bis etwa zum sechsten Lebensjahr steht die Nasenscheidewand in der Mittellinie, dann tritt meist eine Deviation ein.

Septumgefäße sind die Rami nasales anteriores der A. ethmoidalis anterior und die Rami nasales posteriores septi der A. sphenopalatina.

Die Nerven kommen aus dem N. ethmoidalis anterior und dem Ganglion pterygopalatinum.

Die laterale Wand wird gebildet durch die Maxilla, Concha inferior, Os palatinum, Processus pterygoideus ossis sphenoidalis, Lamina orbitalis ossis ethmoidalis und Ossa nasalia. Die beiden oberen Muscheln gehören zum Ethmoid, die untere ist ein selbständiger Knochen.

Die vorderen Muschelenden liegen in einer Linie, die etwa parallel den Nasenbeinen verläuft.

Die hinteren Muschelenden liegen in einer Vertikalen vor dem Foramen sphenopalatinum.

Die Concha inferior hat einen unteren konkaven Rand.

Die Concha superior hat eine untere gerade Kante.

Die Concha media hat einen rechtwinkelig geknickten Rand nebst einer vorderen und unteren Kante. Die vordere Kante geht im Agger nasi (eine rudimentäre vordere Muschel) in die seitliche Nasenwand über und bildet dort ein Tor (Atrium meatus medii). Den Übergang der vorderen in die untere Kante sieht man zuerst bei der Rhinoscopia anterior.

Die Muscheln begrenzen zusammen mit der lateralen und unteren Wand die Nasengänge: Meatus nasi inferior, medius und superior. Diese konvergieren strahlenförmig nach medial, hinten unten. Sie münden mit dem medial von ihnen befindlichen Meatus nasi communis in den Meatus nasopharyngicus.

In den unteren Nasengang mündet der bei der Tränendrüse besprochene Ductus nasolacrimalis.

In den mittleren Nasengang mündet an der höchsten Stelle der Sinus frontalis. In 50% der Fälle mündet er durch den Canalis nasofrontalis in den vorderen oberen Teil des Hiatus ethmoidalis. Dieser führt nach lateral unten trichterförmig in den Sinus maxillaris. Über der Öffnung des Sinus maxillaris münden die vorderen Siebbeinzellen aus.

In den oberen Nasengang münden die hinteren Siebbeinzellen aus, und oberhalb der Concha superior befindet sich der Eingang in den Sinus sphenoidalis.

Die laterale Wand wird versorgt durch die A. ethmoidalis anterior und A. sphenopalatina. Die Nerven kommen aus dem N. ethmoidalis anterior und dem Ganglion pterygopalatinum.

Die Venen begleiten die Arterien.

Die Lymphgefäße der inneren Nase ziehen zu den Nodi lymphatici cervicales profundi und zu retropharyngealen Lymphknoten. Auf den beiden unteren Muscheln bildet die Schleimhaut durch ihren Gefäßreichtum ein kavernöses Gewebe.

Die Nasenschleimhaut setzt sich in die Nebenhöhlen fort.

Sinus paranasales

Die Nasennebenhöhlen sind entwicklungsgeschichtlich Ausbuchtungen der Nasenhöhle und zeichnen sich durch große Variabilität aus.

Sinus ethmoidales. *Die Siebbeinhöhlen* liegen mit ihren Kuppen höher als die Lamina cribrosa. Außer nach oben bestehen noch Beziehungen zur Orbita und zum Sinus maxillaris durch die sehr dünnen Wände.

Sinus maxillaris. *Die Kieferhöhle* ist wie die Maxilla eine vierseitige Pyramide, deren Basis nasalwärts gelegen ist. Für jeden Knochenvorsprung ist ein entsprechender Recessus vorhanden. In der oft sehr dünnen oberen Wand verläuft der Canalis infraorbitalis. Daher kann es bei einer Entzündung im Sinus zu einer Neuralgie des N. infraorbitalis kommen. Da der tiefste Punkt des Sinus tiefer liegt als seine Öffnung in den mittleren Nasengang — ausnahmsweise findet sich, wohl als Kunstprodukt durch Entzündung, ein Foramen maxillare accessorium —, kann man ihn vom unteren Nasengang aus anbohren, um bei Eiterungen einen Abfluß zu schaffen. Man vermeidet dabei den Canalis nasolacrimalis, wenn man die Wand entsprechend der Mitte der unteren Muschel durchbohrt.

Der Boden des Sinus ist konkav, so daß die Kuppen der Zahnalveolen hineinragen können. Die tiefste Stelle entspricht dem ersten Mahlzahn. Man kann also auch nach Extraktion eines Zahnes durch die Alveole eine Öffnung schaffen. Außerdem kann man vom Mund aus in der Fossa canina den Sinus eröffnen.

Sinus sphenoidalis. *Die Keilbeinhöhle* entwickelt sich vom Siebbein aus und vom hinteren oberen Winkel der Nasenhöhle.

Die Vorderwand wird gebildet von den Conchae sphenoidales.

Die Hinterwand wird gebildet von der Spongiosa des Keilbeins und bei sehr großem Sinus vom Clivus ossis sphenoidalis.

Die laterale Wand ist die mediale Begrenzung des Sinus cavernosus und des Trigeminus II. Bei Eiterungen in der Keilbeinhöhle kann es zu Trigeminusneuralgien kommen.

Außerdem hat die laterale Wand Beziehungen zur A. carotis interna und zum Canalis opticus.

Die mediale Wand wird durch das nicht immer median stehende Septum gebildet.

Die obere Wand kann durch die Sella turcica in Beziehung zur Hypophyse treten.

Die untere Wand ist am dicksten und entspricht dem Keilbeinkörper.

Sinus frontales. *Die Stirnhöhlen* stammen von in die Squama frontalis vorgedrungenen Siebbeinzellen ab. Ein Sinus kann erbsen-, der andere kirschgroß sein. Einer kann sich lateralwärts bis zum Processus zygomaticus ossis frontalis erstrecken, ein anderer nach hinten den vorderen Rand der kleinen Keilbeinflügel erreichen. Es bestehen Beziehungen zur Orbita und zum Lobus frontalis des Gehirns. Der Sinus wird am sichersten trepaniert am medialen Ende der Augenbraue.

Regio oralis

Die Mundgegend wird bestimmt durch den M. orbicularis oris. Er hat, besonders an den Lippenwinkeln, stark durcheinander verflochtene Fasern. Von der Oberlippe zieht das Philtrum zur Nase, an die Unterlippe schließt sich die Kinngegend an.

Die Haut der Mundgegend enthält zahlreiche Talgdrüsenmündungen und beim Mann die Barthaare. Die Lippenschleimhaut führt azinöse Speicheldrüsen, die wahrnehmbar werden, wenn etwa die Unterlippe zwischen den Zähnen massiert wird.

An der Lippenrotgrenze befindet sich unter der Muskelschicht der Circulus arteriosus oris aus der A. facialis. Der Abfluß erfolgt durch die V. facialis.

Die Lymphgefäße ziehen zu den Nodi lymphatici submandibulares und submentales. Die Lymphgefäße der Unterlippe treten über die Medianlinie hinüber miteinander in Verbindung, die der Oberlippe nicht. Bei Karzinom der Unterlippe werden daher die beiderseitigen Submandibularknoten entfernt.

Die motorischen Nerven kommen aus dem N. facialis, die sensiblen oberhalb des Mundspaltes aus dem N. infraorbitalis des Trigeminus II, unterhalb aus dem N. mentalis des Trigeminus III.

Die Mundhöhle wird vorn begrenzt von der Rima oris, hinten vom Isthmus faucium.

Vestibulum oris. *Der Vorraum der Mundhöhle* liegt zwischen den Zahnreihen und Lippen und Wangen. Die obere Zahnreihe ist elliptisch, die untere parabolisch gekrümmt. Zwischen dem letzten Molarzahn und dem Ast des Unterkiefers besteht als Verbindung mit der eigentlichen Mundhöhle der retrodentale Raum. Durch diesen erfolgt bei Trismus die Sondenernährung. In das Vestibulum oris münden die Glandulae labiales und buccales, kleine azinöse Speicheldrüsen. Der Ductus parotideus mündet gegenüber dem zweiten oberen Molarzahn in der Papilla parotidea aus.

Dentes. *Die Zähne* stehen in Beziehung zu den Alveolen und zum Zahnfleisch.

Die Zahnkrone ragt frei hervor. Sie besteht aus Dentin mit einem Schmelzüberzug.

Der Zahnhals ist ohne Schmelzüberzug und besitzt statt dessen eine dünne Zementschicht.

Die Zahnwurzel besteht aus Dentin und Zementschicht. Sie steckt in der vom Periost ausgekleideten Alveole.

Das Zahnfleisch grenzt an die Zahnkrone. Wird die Zementschicht des Zahnhalses nicht von ihr abgeschlossen, so entsteht Karies.

Die bleibenden Zähne sind bis zum Zahnwechsel in sog. Zahnsäckchen eingeschlossen, die über und unter den Milchzahnwurzeln sich befinden.

Erst mit ihrem Durchbruch beginnt ein Wachstum des Oberkiefers, der von allen Knochen die geringste Frühentwicklung zeigt. Die geringe Höhe des Gesichtsschädels beim Kleinkind ist daher auffallend.

Cavum oris. *Der Innenraum der Mundhöhle* ist bei geschlossenem Mund spaltförmig, bei geöffnetem Mund trichterförmig.

Das Dach der Mundhöhle bildet ein Gewölbe über der Zunge. Es besteht aus hartem und weichem Gaumen mit Gaumensegel. Das Gaumenpolster ist am Knochen hart und straff. Es trägt in seiner Mitte die Raphe palati, die vorn in der Papilla incisiva endigt. Seitlich bilden die Rugae palatinae unverschiebliche, schräg verlaufende Leisten. Die Drüsenschicht führt zahlreiche kleine azinöse Speicheldrüsen. Der weiche Gaumen enthält M. levator palatini, M. tensor veli palatini und M. uvulae, die Arcus palatoglossus und palatopharyngeus. Die Arcus stehen nicht vertikal, sondern schräg nach hinten geneigt, besonders bei geschlossenem Mund. Der weiche Gaumen hängt bei ruhiger Respiration fast senkrecht herab, bei der Schluckbewegung hebt er sich, beim Saugen legt er sich dem Zungengrund an.

Die A. palatina descendens aus der A. maxillaris verläuft durch den Canalis palatinus major abwärts und gibt ab: Aa. palatinae minores durch die Foramina palatina minora zum weichen Gaumen; A. palatina major durch das Foramen palatinum majus zu den Sulci palatini des harten Gaumens. Sie anastomosiert durch den Canalis incisivus mit den Aa. nasales posteriores, laterales et septi aus der A. sphenopalatina.

Die Lymphe fließt zu den Nodi lymphatici cervicales profundi, die von außen am vorderen oberen Rande des M. sternocleidomastoideus zu fühlen sind. Die sensible Innervation erfolgt durch das Ganglion pterygopalatinum als N. palatinus posterior zum weichen Gaumen, als N. palatinus anterior zum harten Gaumen.

Der M. levator veli palatini hebt das Gaumensegel und verengert das Ostium pharyngeum tubae. Seine Innervation erfolgt durch den Plexus pharyngeus der Nn. glossopharyngeus und Vagus. Der M. tensor veli palatini spannt das Gaumensegel und erweitert das Ostium pharyngeum tubae. Er wird innerviert durch Fasern des N. mandibularis.

Der Boden der Mundhöhle wird ausgefüllt durch die Zunge. Deren vorderes Corpus linguae als Geschmacksorgan grenzt sich gegen die hintere Radix linguae als Zungentonsille durch den Sulcus terminalis linguae ab. Im Winkel des letzteren liegt das Foramen caecum, von dem der embryonale Ductus thyreoglossus ausging.

Die Glandulae linguales anteriores sind epitheliale, gemischte Drüsen. Sie münden neben dem Frenulum linguae. Epitheliale reine Schleimdrüsen liegen in der Zungenwurzel. Sie münden in die Höhlen der Zungenbalgdrüsen. Epitheliale, seröse Drüsen sind die *von Ebner*schen Spüldrüsen, die in die Ring- und Längsfurchen der Papillae vallatae und foliatae münden.

Skelettmuskeln der Zunge sind die Mm. styloglossus, genioglossus und hyoglossus.

Eigenmuskeln der Zunge sind die Mm. longitudinalis superior, transversus und verticalis linguae. Alle diese Bündel durchflechten sich und enthalten im dazwischenliegenden Bindegewebe weite Lymphspalten, in denen maligne Tumoren sich schnell verbreiten können.

Die Zunge wird versorgt von der A. lingualis. Sie entspringt aus der A. carotis externa dicht über dem großen Horn des Zungenbeins. Dort ist auch ihre Unterbindungsstelle. Sie verläuft medial vom M. hyoglossus und wird so von der lateral verlaufenden V. lingualis und dem N. hypoglossus getrennt. Ihre Rami dorsales linguae gehen zum Zungengrund, die A. profunda linguae zieht zum Zungenrücken und zur Zungenspitze. Die A. sublingualis verläuft zwischen Glandula sublingualis und M. genioglossus nach vorn und versorgt die Regio sublingualis.

Die Lymphgefäße der Zunge sind sehr dicht und ausgiebig untereinander verbunden. Sie münden in die Nodi lymphatici submentales, submandibulares und cervicales profundi.

Motorisch wird die Zunge vom N. hypoglossus versorgt.

Sensible Fasern für Zungenspitze und Zungenrücken stammen aus dem N. lingualis des Trigeminus III, für einen kleinen Bezirk hinter dem Zungengrund vom N. laryngeus superior des N. vagus.

Spezifische Geschmacksfasern für Zungengrund und Papillae vallatae kommen aus dem N. glossopharyngeus, für die vor dem Sulcus terminalis gelegenen Papillae vallatae aus der Chorda tympani, die aus dem N. facialis stammt und in der Bahn des N. lingualis des Trigeminus III verläuft.

Regio sublingualis

Die Unterzungengegend wird nach unten gegen die Regio submentalis abgegrenzt durch den M. mylohyoideus, der Zunge und Mundhöhle wie in einer Hängematte trägt und so als Diaphragma oris bezeichnet wird. Die seitliche Begrenzung ist gegeben durch die mediale Fläche des Unterkiefers über der Linea mylohyoidea. Die hufeisenförmige Region ist bei geöffnetem Mund und nach oben geschlagener Zungenspitze der Untersuchung leicht zugänglich. Sie enthält die *Glandula sublingualis* mit dem Ductus sublingualis major und dem Ductus submandibularis mit einem Teil der Glandula submandibularis.

Die Glandula sublingualis liegt platt zusammengedrückt zwischen der Mandibula und dem M. genioglossus. Nach unten liegt sie dem M. mylohyoideus auf, nach oben erzeugt sie die Plica sublingualis, auf der die Ductus sublinguales minores ausmünden. Der Ductus sublingualis major mündet auf der Caruncula sublingualis.

Der Ductus submandibularis wird von einem Fortsatz der Glandula submandibularis eine Strecke weit begleitet. Er verläuft über den hinteren Rand des M. mylohyoideus nach vorn, liegt zwischen Glandula sublingualis und M. genioglossus und mündet medianwärts vom Ductus sublingualis major ebenfalls auf der Caruncula sublingualis. Er wird vom N. lingualis unterkreuzt.

Pharynx

Der Schlund ist mit einer plattgedrückten Röhre zu vergleichen. Er reicht von der Schädelbasis bis zum untersten Rand des sechsten Halswirbels und ist zwölf Zentimeter lang. Seine Befestigung an der Schädelbasis heißt Schlundfeld. Die Befestigungslinie verläuft vom Tuberculum pharyngeum quer über das Os sphenoidale und weiter über die Spitze des Felsenbeins, die pharyngeale Mündung des Tubenkanals einschließend, zur Lamina medialis des Processus pterygoideus.

Der von der Fascia pharyngea überzogene Muskelschlauch besteht aus drei Konstriktoren (superior, medius, inferior), deren weitere Namen noch mehr auf die vordere Skelettbefestigung hinweisen (Pars pterygo-, hamulo-, bucco-, mylo-, glosso-, chondro-, cerato-, thyreo-, cricopharyngea). Hinten befindet sich das Spatium retropharyngeum, das von lockerem Bindegewebe ausgefüllt ist, wodurch die leichte Verschieblichkeit der hinteren Pharynxwand längs der Wirbelsäule erklärt wird. Seitlich liegt das Spatium parapharyngeum mit wichtigen Gefäßen und Nerven. Der Pharynx hat sieben Öffnungen, nämlich zwei Choanen, zwei Tubenmündungen, Isthmus faucium, Aditus laryngis, Ösophagus. Er wird in drei Etagen eingeteilt, Pars nasalis-, oralis-, laryngea pharyngis.

Pars nasalis pharyngis. Die obere Wand als Dach des Pharynx wird gebildet durch den Boden des Sinus sphenoidalis. Die Schleimhaut der oberen Wand enthält reichlich lymphatisches Gewebe, das bei Kindern die *Tonsilla pharyngea* bildet. Diese besteht aus mehreren Blättern, die wie Buchblätter nach abwärts hängen. Die Rachenmandel kann schon bei Säuglingen hypertrophisch sein und Saugbeschwerden machen. Die hintere Wand entspricht dem Boden des Atlas und der vorderen Fläche der Mm. longi colli und capitis. Die untere Wand entspricht dem beim Schluckakt horizontal eingestellten weichen Gaumen.

Die vordere Wand ist nicht vorhanden. Hier liegen die Choanen.

Die seitliche Wand enthält in der hinteren Verlängerung des unteren Nasenganges das Ostium pharyngeum tubae. Es ist ein breites Tor und entspricht dem Ende des Septum nasi. Die vordere Lippe der Tubenmündung wird gebildet durch die Plica salpingopalatina, die hintere durch den Torus tubarius, der weiter nach unten in die Plica salpingo-pharyngea ausläuft. Dahinter und darüber liegt der Recessus pharyngeus. Unterhalb der Tubenöffnung zieht der Levatorwulst wie ein Strom aus einem Felsentor abwärts.

Pars oralis pharyngis. Die mittlere Etage des Schlundes reicht von der unteren Begrenzung der Pars nasalis pharyngis bis zu einer Horizontalen durch die Spitze der aufrechten Epiglottis. Zu ihr gehören die Valleculae epiglotticae, in denen häufig Fischgräten steckenbleiben. Der Würgreflex kommt von dem diese Gegend versorgenden N. vagus. Am wichtigsten ist wieder die seitliche Wand, die mit dem Isthmus faucium und der Tonsille beschrieben wird als Regio tonsillaris.

Der Isthmus faucium wird gebildet durch Arcus palatoglossus und Arcus palatopharyngeus. Zwischen beiden befindet sich der Sinus tonsillaris. In seinem vorderen Abschnitt befinden sich die Fossulae tonsillares, in seinem hinteren die Tonsillen. Darüber bleibt ein kleiner Raum frei, die Fossa supratonsillaris. Die *Tonsilla palatina* erfährt ebenso wie die Tonsilla pharyngea beim Erwachsenen eine Rückbildung. Die Außenfläche der Tonsille ist von einer bindegewebigen Kapsel umgeben, aus der sie leicht ausgeschält werden kann. Histologisch besteht sie aus lymphatischem Gewebe. Bei der Tonsillektomie ist zu beachten, daß die A. facialis an der Stelle, an der die A. palatina ascendens abgeht, gelegentlich nahe an die Tonsille herankommt.

Die Lymphe fließt zu den Nodi lymphatici cervicales profundi. Der N. palatinus medius aus dem Ganglion pterygopalatinum des Trigeminus II ist Hauptnerv für die Tonsille. Außerdem wird der untere Teil der Tonsille von einigen Zweigen des N. glossopharyngeus versorgt. Dies ist für die Anästhesie zu beachten.

Das Spatium parapharyngeum wird abgegrenzt medial durch die seitliche Pharynxwand, vorn durch den M. pterygoideus medialis und die Mm. styloglossus, stylohyoideus und stylopharyngeus, hinten durch die Lamina praevertebralis der Fascia cervicalis, lateral durch die Kapsel der Parotis, die durch eine Lücke mit diesem Raum kommuniziert. In Höhe der Regio tonsillaris, entsprechend einem Flachschnitt durch den Axis-Querfortsatz, liegt im Spatium parapharyngeum die A. carotis interna, relativ weit von der Tonsille entfernt. Medial von ihr liegt dicht daran der N. hypoglossus. Lateral befindet sich die V. jugularis interna. Zwischen ihr und der A. carotis interna liegen die Nn. glossopharyngeus, accesorius und vagus. Der Grenzstrang des Sympathicus mit dem Ganglion cervicale superius liegt hinter der A. carotis interna und medial vom Vagusstamm.

Pars laryngea pharyngis. Der Kehlkopfabschnitt des Rachens geht am unteren Rande der Krikoidplatte in den Oesophagus über. Seine vordere Wand ist der Aditus laryngis, der gebildet wird durch die Epiglottis und die seitlichen Plicae aryepiglotticae mit den Tubercula cuneiformia und corniculata. Die seitlichen Wände bilden die Recessus piriformes mit der Plica N. laryngei superioris. Dieser Vagusast innerviert den Kehlkopf sensibel und außerdem den M. cricothyreoideus. Hinter der hinteren Wand liegen das Spatium retropharyngeum, die Lamina praevertebralis der Fascia cervicalis und die Mm. longi colli und capitis.

Je höher oben an der lateralen Pharynxwand, desto mehr liegen zwar die großen Gefäße und Nerven zusammengedrängt, desto weiter liegen sie zugleich von der Pharynxwand entfernt.

Das Hauptgefäß für den Pharynx ist die lange und dünne A. pharyngea ascendens aus der A. carotis externa. Die Lymphgefäße gehen oben über die Nodi lymphatici retropharyngei, unten direkt zu den Nodi lymphatici cervicales profundi. Die Nn. vagus und glossopharyngeus bilden den motorischen und sensorischen Plexus pharyngeus.

Regio facialis lateralis superficialis

Die oberflächliche seitliche Gesichtsregion wird begrenzt oben durch den oberen Rand des Arcus zygomaticus, unten durch den unteren Rand des Unterkiefers, vorn durch eine Vertikale durch den lateralsten Punkt des Margo aditus orbitae, hinten durch eine Vertikale vor dem Ohr. Die oberflächliche, seitliche Gesichtsregion kann noch unterteilt werden in eine vordere Regio buccalis und eine hintere Regio parotideomasseterica. Unter der Haut, die versorgt wird vom N. auricularis magnus, einem Hautast des Plexus cervicalis, liegen Fett, Bindegewebe und Faszie.

Die Fascia parotideomasseterica, die die Fossa retromandibularis auskleidet und mit den benachbarten Muskelfaszien zusammenhängt, bildet um die große seröse Speicheldrüse eine Kapsel, *die Parotisloge.*

Die große Speicheldrüse ist bei viel Gemüse essenden Völkern besonders groß und fettreich. Die Parotisloge hat sechs Wände.

Die vordere Wand grenzt an die Mm. masseter, pterygoidei und an den Ramus mandibulae.

Die hintere Wand grenzt an den M. sternocleidomastoideus.

Die mediale Wand mit dem Processus retromandibularis grenzt an den Processus styloideus, seine Muskulatur und an die V. jugularis interna.

Die laterale Wand wird von der Fascia parotideomasseterica abgegrenzt.

Die untere Wand erreicht das Trigonum submandibulare.

Die obere Wand liegt vor dem Meatus acusticus externus und wird von der Cartilago meatus acustici berührt. Die Möglichkeit eines fistulösen Durchbruchs in den äußeren Gehörgang ist dadurch gegeben. Umgekehrt können auch durch die *Santorini*schen Fenster des knorpeligen Gehörganges Gehörgangsfurunkel in die Parotis einbrechen. Auf dem präformierten Wege über das Spatium parapharyngeum kann es dann zum retropharyngealen Abszeß kommen.

Innerhalb der Parotisloge liegen, von der Parotis umhüllt, Gefäße und Nerven, die bei Exstirpation von Drüsentumoren schonendes Präparieren erfordern.

Die A. carotis externa tritt tief medial in die Drüse ein und gibt die A. temporalis superficialis aufwärts zur Regio temporalis und die A. transversa faciei fingerbreit unterhalb des Jochbogens ab.

Die V. jugularis externa wird gebildet aus den Vv. maxillaris und temporalis superficialis.

Die Nodi lymphatici parotidei erhalten Zufluß aus dem Gesicht und verbinden sich mit den Nodi lymphatici cervicales profundi.

Der N. auriculotemporalis aus Trigeminus III zieht aufwärts zur Haut der Regio temporalis.

Der N. facialis bildet den Plexus parotideus. Dieser verbreitet sich fächerförmig über das Gesicht. Die operative Schnittführung darf daher keine senkrechte sein. Tumoren der Parotis bewirken häufig durch Nervenreiz eine Verziehung des Mundwinkels.

Hinter der Parotis verlaufen über die Incisura mandibulae der N. massetericus aus Trigeminus III und die A. masseterica aus der A. maxillaris zum M. masseter.

Vor dem Unterkieferast befindet sich das Corpus adiposum buccae, über das der Ductus parotideus, den M. buccinator durchbohrend, zur Papilla parotidea gegenüber dem zweiten oberen Molarzahn zieht. Auf dem M. buccinator verbreiten sich N. buccalis aus Trigeminus III und A. buccalis aus A. maxillaris.

Regio facialis lateralis profunda

Die tiefe seitliche Gesichtsregion heißt auch Fossa infratemporalis und wird gegen die oberflächliche seitliche Gesichtsregion abgegrenzt durch den Unterkieferast. Die knöcherne Grundlage wird gebildet durch die Facies sphenomaxillaris alae magnae ossis sphenoidalis oben, durch die Lamina lateralis des Processus pterygoideus ossis sphenoidalis und Tuber maxillae vorn und medial.

Die Muskulatur besteht in der Hauptsache aus den Mm. pterygoidei. Der M. buccinator liegt nur zu einem Teil in der Region. Der M. pterygoideus lateralis kommt mit dem oberen Herkunftsteil von der lateralen Platte des Processus pterygoideus und mit dem unteren Herkunftsteil von der Crista infratemporalis. Er geht zum Gelenkkopf des Unterkiefers. Der M. pterygoideus medialis kommt von der Fossa pterygoidea und geht zur Tuberositas pterygoidea des Unterkiefers. Zwischen den Mm. pterygoidei bleibt ein Winkel frei, der durch den hinteren Rand des Ramus mandibulae zum Dreieck ergänzt wird. Dort hindurch verlaufen die A. maxillaris nach vorn oben und die Rami dentales inferiores des N. alveolaris inferior und N. lingualis nach unten. Die Nerven liegen tiefer als der Stamm der Arterie. Die *A. maxillaris* entspringt in Höhe des Unterkieferhalses aus der A. carotis externa und bildet drei Abteilungen mit etwa zwölf bedeutenderen Ästen.

Pars mandibularis:

A. alveolaris inferior durch den Canalis mandibulae.

A. meningica media, mit dem Ramus meningeus nervi mandibularis durch das Foramen spinosum.

Ramus meningeus accessorius arteriae meningicae mediae, durch das Foramen ovale zum Ganglion semilunare des Trigeminus.

A. tympanica anterior, durch die Fissura petrotympanica.

A. auricularis profunda, hinter dem Unterkiefergelenk.

Pars pterygoidea:

A. masseterica,

A. buccalis,

Rami pterygoidei arteriae maxillaris und

Aa. temporales profundae anterior und posterior, sämtlich zu den Kaumuskeln.

Pars sphenomaxillaris:

A. alveolaris superior posterior, durch entsprechende Foramina.

A. infraorbitalis mit den Aa. alveolares superiores anteriores.

A. canalis pterygoidei zum Ostium pharyngeum tubae auditivae.

A. palatina descendens durch den Canalis palatinus major zum harten und weichen Gaumen.

A. sphenopalatina durch das Foramen sphenopalatinum in den hinteren oberen Teil der Nasenhöhle.

Die Nerven stammen sämtlich aus Trigeminus III, der sogleich nach seinem Austritt aus dem Foramen ovale in seine Äste zerfällt.

N. mandibularis mit den Nn. massetericus, temporales profundi, pterygoideus medialis und lateralis, sowie buccalis für die Kaumuskulatur.

N. auriculotemporalis mit einer Schlinge um die A. meningica media.

N. alveolaris inferior endet als N. mentalis.

Vor dem Eintritt in den Canalis mandibulae entsendet er den N. mylohyoideus, der den M. mylohoideus und den Venter anterior des M. digastricus versorgt.

N. lingualis wird mit dem vorigen durch den M. pterygoideus lateralis von der A. maxillaris getrennt. Er verläuft vor dem N. alveolaris inferior bogenförmig zur Regio sublingualis und nimmt aus dem N. facialis die Chorda tympani auf.

Der venöse Plexus pterygoideus verbindet sich durch die Vv. meningicae mediae mit der Dura mater und durch die V. ophthalmica inferior mit dem Sinus cavernosus. Er steht durch die V. retromandibularis und einen Zweig der V. facialis mit den Gesichtsvenen in Verbindung.

Organon auditus et status

Das Gehörorgan wird eingeteilt in äußeres, mittleres und inneres Ohr.

Auris externa. *Das äußere Ohr* besteht aus Auricula und Meatus acusticus externus. Die Ohrmuschel liegt zwischen Kiefergelenk und Warzenfortsatz. Sie hat zahlreiche Variationen in Form und Gestalt. Die Haut der Ohrmuschel ist vorn durch straffes, subkutanes Bindegewebe mit dem Knorpel verbunden, hinten liegt sie ihm relativ locker an. Das Ohrläppchen enthält keinen Knorpel. Die vom N. facialis innervierten rudimentären Muskeln haben kaum praktische Bedeutung. Die A. temporalis superficialis versorgt die vordere, die A. auricularis posterior versorgt die hintere äußere Ohrgegend. Beide Gefäße stammen aus der A. carotis externa. Die Innervation erfolgt durch den N. auriculotemporalis aus Trigeminus III und N. auricularis magnus aus dem Plexus cervicalis.

Der äußere Gehörgang hat eine sechzehn Millimeter lange Pars cartilaginea und eine acht Millimeter lange Pars ossea. Am Übergang des einen Abschnittes in den anderen wird er leicht verengt. Auf Horizontalschnitten zeigt er eine erste Konkavität nach hinten, eine zweite Konkavität nach vorn. Der Frontalabschnitt zeigt eine Konkavität nach unten. Sie liegt vor dem Trommelfell und stellt die tiefste Stelle des Kanals dar, in der das beim Baden eingelaufene Wasser zurückbleibt. Die Krümmungen werden beim Ohrenspiegeln durch Zug an der Ohrmuschel nach oben hinten und außen ausgeglichen. Der äußere Gehörgang wird von der äußeren Haut ausgekleidet. Sie bildet im knorpeligen Teil des Ganges eine Schicht von modifizierten Talgdrüsen, Glandulae ceruminosae. Zeruminalpfröpfe sind Mengen ihres Sekretes vermischt mit Haaren und desquamiertem Epithel. Im Gebiet des knöchernen Gangabschnittes ist die Haut dünn und liegt auf dem Periost. Quellende Fremdkörper verursachen hier Schmerzen. Die äußere Fläche des Trommelfells wird nur noch von der Epidermisschicht bekleidet. Die Gesamtform des Gehörganges ist elliptisch. Hinten oben und außen am Knochen befindet sich die Spina suprameatum, dahinter und darüber die Linea temporalis squamae. Dies sind wichtige Marken für Antrumoperationen. Die Dura liegt höher als die Linea temporalis squamae, der Sinus transversus tiefer.

Der äußere Gehörgang hat vier Wände.

Die vordere Wand ist dünn und liegt dicht hinter dem Kiefergelenk. Sie kann beim Schlag aufs Kinn leicht durch das Caput mandibulae eingedrückt werden.

Die obere Wand wird oft durch lufthaltige Räume verdünnt, die in den Recessus epitympanicus der Paukenhöhle ausmünden. Es können so Eiterungen des Mittelohres in den äußeren Gehörgang durchbrechen, ohne das Trommelfell zu perforieren. Ihr innerster Teil bildet zugleich die Begrenzung des Mittelohres. Sie ist die laterale Wand des Atticus oder »mur de la logette«, die bei der *Stacke*schen Operation aufgemeißelt werden muß.

Die hintere Wand grenzt an die Cellulae mastoideae, und es kann eine Mastoiditis in den äußeren Gehörgang durchbrechen. Ihr innerster Teil bildet zugleich den obersten Teil der lateralen Wand des Aditus ad antrum mastoideum.

Die untere Wand grenzt unmittelbar an die Parotis, deren Kapsel hier fehlt. Im knorpeligen Teil können durch die Incisura cartilaginis meatus acustici externi Entzündungen auf die Parotis und umgekehrt übergreifen. Der knorpelige Teil des Meatus acusticus externus wird von den Gefäßen der Ohrmuschel versorgt. Der knöcherne Teil wird durch die A. auricularis profunda aus der A. maxillaris versorgt.

Die Innervation erfolgt durch den N. auriculotemporalis des Trigeminus III und durch den Ramus auricularis nervi vagi. Dieser verläuft durch den Canaliculus mastoideus, kreuzt im Knochen den N. facialis und tritt in der Fissura tympanomastoidea heraus zur hinteren Wand des Gehörganges. Da Vagusreiz Husten bewirkt, kommt es vor, daß beim Ohrenspiegeln gelegentlich die Kranken anfangen zu husten.

Das Trommelfell ist trichterförmig nach innen vertieft und grenzt das äußere gegen das mittlere Ohr ab. Die Membran steht im Gehörgang um 45 Grad nach vorn und unten geneigt, so daß dem Beschauer der hintere obere Teil näher als der vordere untere ist. Beim Fetus steht sie noch nahezu horizontal. In dem hinten oben offenen Ring des Sulcus tympanicus ossis temporalis ist die Pars tensa eingespannt. Die Pars squamosa ossis temporalis schließt den Ring und vervollständigt durch die Pars flaccida mit den Plicae malleares anterior und posterior das Trommelfell. Letztere sind wie der kurze Fortsatz des Hammers (Processus lateralis mallei) und der Hammergriff(Manubrium mallei) bei der Otoskopie sichtbar. Zwischen Plica mallearis posterior und dem Processus lateralis mallei ist gelegentlich noch der Bogen der Chorda tympani zu erkennen. In günstigen Fällen werden auch der lange Fortsatz des Hammers (Processus anterior mallei) und das Promontorium wahrgenommen. Das Trommelfell wird durch zwei Linien in vier Quadranten eingeteilt. Die eine Linie wird durch den Hammergriff, die andere senkrecht dazu durch den Umbo gezogen. Bei Parazentesen durchsticht man hinten unten, damit der Eiter gut abfließen kann. Vorn unten ist der dreieckige Lichtreflex sichtbar.

Das Trommelfell wird durch ein inneres Gefäßnetz aus der A. tympanica anterior der A. maxillaris und durch ein äußeres Gefäßnetz aus der A. auricularis profunda der A. maxillaris versorgt.

Die Innervation erfolgt durch den Ramus membranae tympani des N. meatus acusticus externus aus dem N. auriculotemporalis und durch Äste des Plexus tympanicus, die den Parazenteseschmerz leiten.

Auris media. *Das Mittelohr* besteht aus Cavum tympani, Cellulae mastoideae und tuba auditiva.

Die Paukenhöhle ist einer Streichholzschachtel vergleichbar, an die durch einen kleinen Raum (Aditus ad antrum mastoideum) eine andere angebracht ist (Antrum mastoideum). So kommt es, daß die laterale Antrumwand dem innersten Teil der hinteren Wand des äußeren Gehörgangs entspricht. Die Paukenhöhle hat sechs Wände, deren Kenntnis für das Übergreifen chronischer Entzündungen auf die Nachbarschaft wichtig ist.

Die laterale Wand oder Paries membranaceus wird zum großen Teil vom Trommelfell, zum kleinen Teil von der oberen Wand des äußeren Gehörganges, „mur de la logette“, gebildet.

Die mediale Wand oder Paries labyrinthicus trägt in der Mitte das Promontorium. Es entspricht dem Vestibulum und dem Anfangsteil der unteren Schneckenwindung. Ihm gegenüber liegt der Umbo membranae tympani. Über dem Promontorium liegt der Semicanalis musculi tensoris tympani mit dem Processus cochleariformis. Hinten befindet sich die Fenestra vestibuli für die nierenförmige Steigbügelplatte. Darunter liegt die Fenestra cochleae, die mit dem Ausgleichshäutchen (Membrana tympani secundaria) überzogen ist. Oberhalb der Fenestra vestibuli verläuft schräg abwärts nach hinten die Prominentia canalis nervi facialis. Darüber bildet die Prominentia canalis semicircularis lateralis die mediale Begrenzung des Aditus ad antrum mastoideum. In Höhe der Fenestra vestibuli ragt hinten die Eminentia pyramidalis mit der Sehne des M. stapedius in die Paukenhöhle vor.

Die obere Wand oder Paries tegmentalis ist sehr dünn und wird bei traumatischen Insulten leicht frakturiert. Sie wird bei Jugendlichen durch die Sutura petrosquamosa von der Pars squamosa ossis temporalis getrennt, und es bestehen hier Gefäßverbindungen zwischen Paukenhöhlenschleimhaut und Dura, längs welcher Entzündungen auf den Temporallappen des Gehirns fortgeleitet werden können.

Die untere Wand oder Paries jugularis liegt tiefer als der untere Umfang des Trommelfells und ist je nach Ausdehnung des Bulbus venae jugularis dünn und durchscheinend. Bei Mittelohreiterungen kann die V. jugularis interna thrombosieren oder arrodiert werden.

Die vordere Wand oder Paries caroticus enthält oben die Öffnung der Tuba auditiva, unten liegt hinter einer dünnen Knochenlamelle die erste Windung der A. carotis interna mit dem umgebenden Plexus venosus.

Die hintere Wand oder Paries mastoideus enthält oben den Aditus ad antrum mastoideum. Darunter gelangt durch die Apertura tympanica canaliculi chordae tympani die Chorda tympani in die Paukenhöhle.

Die Paukenhöhle wird versorgt von Ästen der A. maxillaris, auricularis posterior und meningica media. Der venöse Abfluß erfolgt zu den verschiedenen benachbarten Venen.

Die Lymphe der Paukenhöhle und Tuba auditiva sammelt sich zu den Nodi lymphatici retropharyngei und cervicales profundi. Die Lymphe der Paukenhöhle und des äußeren Ohres fließt zu den Nodi lymphatici retroauriculares und cervicales profundi.

Der M. stapedius wird durch den N. stapedius aus dem N. facialis, der M. tensor tympani durch einen Ast des Trigeminus III über das Ganglion tympanicum innerviert. Der vom Ganglion inferius durch die Paukenhöhle zum Ganglion tympanicum ziehende N. tympanicus liefert zum größten Teil die sensiblen Fasern für den Plexus tympanicus.

Die Gehörknöchelchen werden von der Schleimhaut völlig umschlossen. Sie sind gelenkig untereinander verbunden und durch Bandfaserzüge an den Wänden der Paukenhöhle aufgehängt. Bei Verknöcherung des Lig. anulare des M. stapedius entsteht Ohrensausen. Die Ligg. anterius und superius mallei fassen den Hals des Hammers zwischen sich und stellen das *Helmholtz*sche Achsenband dar. Sie erhalten von der Pars tensa des Trommelfells her einen Schleimhautüberzug. So entstehen die Plicae malleares anterior und posterior, die die Chorda tympani in sich schließen und die mit dem oberen Teil der Pars tensa zwei Buchten bilden, die vordere und hintere Trommelfelltasche. Der Recessus anterior ist flach und nach oben zu geschlossen. Der Recessus posterior ist tief und führt durch ein Loch in den Recessus membranae tympani superior, der begrenzt wird durch das von Schleimhaut überzogene Lig. mallei laterale, den Hammerhals und Pars flaccida des Trommelfells. Diese Buchten haben praktische Bedeutung, weil sie geeignet sind, bei chronischen Entzündungen Eiteransammlungen zu begünstigen und die Prozesse auf die Paukenhöhlenwände weiterzuleiten.

Der Recessus hypotympanicus liegt tiefer als das Trommelfell und ist rinnenförmig. Seine Ausbuchtungen reichen häufig dicht an den Bulbus venae jugularis internae heran.

Das Mesotympanon liegt in Höhe des Trommelfells und hat die Form einer bikonkaven Linse. Zwischen Umbo membranae tympani und Promontorium befindet sich die engste Stelle der Paukenhöhle.

Der Recessus epitympanicus liegt höher als das Trommelfell.

Nach unten wird er abgegrenzt durch eine Ebene zwischen Pars tensa und Pars flaccida des Trommelfells.

Die laterale Wand wird gebildet durch die Pars flaccida des Trommelfells und die »mur de la logette«.

Die obere Wand entspricht dem Paries tegmentalis der Paukenhöhle.

Die mediale Wand reicht nach abwärts bis zur Fenestra vestibuli. Nach hinten geht der Recessus epitympanicus in den Aditus ad antrum mastoideum über. Nach vorne erstreckt er sich bis zur Tubenmündung.

Das Antrum mastoideum liegt hinter und über der Pars ossea des Meatus acusticus externus. Noch mehr als seine Lage variiert seine Größe. Der Aditus ad antrum mastoideum ist nur ein drei Millimeter langer, aber sehr weiter Kanal zwischen Antrum mastoideum und Recessus epitympanicus. Das Antrum mastoideum wird eröffnet, indem man hinter der Spina suprameatum den Meißel genau medianwärts, etwa 1,5 cm tief einschlägt. Die Linea temporalis darf dabei nicht aufwärts überschritten werden, da sonst die mittlere Schädelgrube eröffnet wird. Auch muß daran gedacht werden, daß der Sinus transversus häufig weit lateralwärts vorgebuchtet ist und so bei der Aufmeißelung leicht eröffnet werden kann.

Der Sinus transversus selbst wird nach *Kocher* trepaniert zwischen aufsteigender Kante der Linea temporalis und hinterster Basisvorragung des Processus mastoideus.

Die Cellulae mastoideae lassen sich einteilen in eine hintere untere und vordere obere Gruppe. Sie können manchmal völlig fehlen, so daß zwischen einem kompakten Mastoid und einem pneumatisierten alle Übergänge bestehen können. Dies kann von außen nicht erkannt werden.

Die Tuba auditiva dient zur Luftdruckregulierung in der Paukenhöhle. Sie hat die Form zweier Trichter, deren gegeneinander gerichtete Ausflußöffnungen den nur einen Millimeter weiten Isthmus bilden. Die Trichter entsprechen der Pars ossea, die das laterale Drittel der Tube bildet und der Pars cartilaginea, die die medialen zwei Drittel der Tube ausmacht. In der Pars ossea finden sich kleine Buchten (Cellulae pneumaticae tubales). Nach hinten und medianwärts liegt der Canalis caroticus. Die Pars cartilaginea hat lateral von sich die A. meningica media und den N. mandibularis.

Der Tubenknorpel läuft oben als Haken aus, so daß im Querschnitt gesehen der Tubenkanal nur hinten und oben vom Knorpel bedeckt ist.

Das Tubenlumen zerfällt in zwei Abteilungen. Die kleine obere bleibt immer relativ offen; es ist eine Sicherheitsröhre. Die große untere Abteilung besitzt aufeinandergeklatschte Wände; sie ist eine vertikale Spalte. Beim *Valsalva*schen Versuch wird bei geschlossener Nase geschluckt. Es kommt zu einer Luftverdünnung in der Paukenhöhle. Es wird nur Luft angesaugt, indem das Gaumensegel gehoben und gespannt und die Tube geöffnet wird.

Die Tube wird geöffnet, wenn sich der M. tensor veli palatini kontrahiert. Der M. levator veli palatini ist nicht sein Antagonist. Er kann die Tube auch nur erweitern. An der Vorderwand der Paukenhöhle befindet sich oberhalb der Tubenmündung der Processus cochleariformis des Septums, welches den Semicanalis musculi tensoris tympani vom Semicanalis tubae pharyngotympanicae trennt.

Im ersteren befindet sich der M. tensor tympani, der mit seiner Sehne am Processus cochleariformis einen rechten Winkel bildet. (Ähnliches Verhalten zeigen die Mm. obliquus bulbi superior und obturatorius internus.) Das Ostium pharyngeum tubae wird durch die Rhinoskopia posterior sichtbar. Die Sondierung erfolgt durch den Meatus nasi inferior. Hintere Orientierungsgrenze ist der Torus tubarius.

Auris interna. *Das innere Ohr* besteht aus dem Labyrinth. Das knöcherne Labyrinth schließt das häutige Labyrinth ein. Zwischen beiden befindet sich der perilymphatische Raum mit der Perilymphe.

Das knöcherne Labyrinth besteht aus einem mittleren Teil, dem Vorhof, der davor gelegenen Schnecke als Gehörorgan und den dahintergelegenen Bogengängen, die das Gleichgewichtsorgan darstellen.

Der an der Facies posterior interna partis petrosae beginnende, nach lateralwärts ziehende innere Gehörgang endet nach einem Zentimeter blind. Er enthält in seinem Grund feinste äußere Öffnungen durchziehender Nerven, die an der medialen Vorhofwand entsprechende innere Öffnungen bilden.

Der Canaliculus cochleae setzt die Perilymphe der Schnecke in Verbindung mit den subarachnoidalen Räumen.

Der Aquaeductus vestibuli enthält außer Ductus und Saccus endolymphaceus einen perilymphatischen Gang zur inneren Schädelfläche.

Das häutige Labyrinth besteht aus Utriculus mit den Ductus semicirculares und Sacculus mit dem Ductus reuniens und cochlearis.

Von Utriculus und Sacculus verbinden sich je ein feiner Kanal zum Ductus endolymphaceus, der mit dem Saccus endolymphaceus blind unter der Dura endigt. Diese Gänge enthalten Endolymphe.

Porus acusticus externus, Trommelfell, Vestibulum und Porus acusticus internus liegen in der transversalen Schädelachse. Die Längsachse der Pyramide kreuzt sich mit der Querachse im Vestibulum. Die mediale Wand des Vestibulum gehört dem Grunde des inneren Gehörganges an. Die laterale Wand des Vestibulum wird durch das Promontorium und die unterste Schneckenwindung gebildet. Die Schneckenachse liegt in der Achse des Meatus acusticus internus. Die Bogengänge liegen lateral hinter der Schnecke. Der obere Bogengang bewirkt die Prominentia canalis semicircularis lateralis an der Facies anterior interna partis petrosae. Der laterale Bogengang und der Fazialiskanal bewirken entsprechende Wülste an der medialen Paukenhöhlenwand.

Der N. facialis läßt in seinem Verlauf drei Abteilungen erkennen. Die erste Strecke verläuft im Canalis facialis lateral nach vorn bis zum Ganglion geniculi. Dieses entspricht einem Spinalganglion, dessen hintere Wurzel durch den N. intermedius dargestellt wird. Nun biegt er rechtwinklig um und verläuft in der zweiten Strecke lateral nach hinten in die Paukenhöhle. Dort geht er hinter der Fenestra vestibuli in die dritte Strecke über und verläuft vertikal nach unten zum Foramen stylomastoideum.

Labyrintheiterungen durch Infektion von der Paukenhöhle aus können sich in das Innere des Schädels weiterverbreiten längs der Scheiden des N. statoacusticus in den Meatus acusticus internus und längs des Ductus endolymphaceus durch den Aquaeductus vestibuli in die hintere Schädelgrube. Schließlich gibt es noch obere Bogengangsfisteln durch die Prominentia canalis semicircularis lateralis in die mittlere Schädelgrube.

Hals

Der Hals im weiteren Sinne des Wortes wird begrenzt oben durch den unteren Rand des Unterkiefers, den Processus mastoideus und die Protuberantia occipitalis externa, unten durch die Incisura jugularis, die Clavicula, das Acromion und die Vertebra prominens.

Der Hals ist im oberen Teil rund, im unteren länglichrund, bei Frauen dünn.

Die vordere Abteilung des Halses ist die

REGIO COLLI SENSU STRICTIORE = DER HALS IM ENGEREN SINNE

Die hintere Abteilung des Halses ist die

REGIO NUCHAE = DER NACKEN

Grenze zwischen beiden ist eine vom Processus mastoideus zum Acromion gezogene Linie.

REGIO COLLI SENSU STRICTIORE

Die Halsgegend im engeren Sinne wird durch zwei vertikale Linien — bei nach hinten gebeugtem Kopf — je von der Mitte der Articulatio sternoclavicularis über die kleinen Zungenbeinhörner eingeteilt in die Regio colli anterior und die Regiones colli laterales.

Regio colli anterior. Durch zusätzliche quere Linien, entsprechend dem oberen und unteren Rand des Zungenbeins sowie der unteren Kehlkopfgrenze, wird die vordere Halsgegend weiter unterteilt in:

Regio submentalis,
Regio hyoidea,
Regio laryngea,
Regio trachealis,
Glandula thyreoidea.

Regio colli lateralis. Durch den M. sternocleidomastoideus wird die seitliche Halsgegend unterteilt in:

Trigonum colli mediale, Basis an der Mandibula,

Regio sternocleidomastoidea,
Trigonum colli laterale, Basis an der Clavicula.

Das Trigonum colli mediale zerfällt durch den Venter posterior des M. digastricus und durch den Venter superior des M. omohyoideus in die Trigona submandibulare, caroticum, thyreoideum. Das Trigonum colli laterale zerfällt durch den Venter inferior des M. omohyoideus in die Trigona omotrapezoides und omoclaviculare. Das Trigonum omoclaviculare entspricht der Fossa supraclavicularis major. Die Fossa supraclavicularis minor befindet sich zwischen den beiden thorakalen Ansätzen des M. sternocleidomastoideus.

An der Fascia cervicalis werden drei Blätter unterschieden. Die Lamina superficialis umscheidet die Mm. sternohyoidei und sternothyreoidei vorn, den M. sternocleidomastoideus lateral und den M. trapezius hinten.

Die Lamina pretrachealis umscheidet den M. omohyoideus und ist mit dem oberflächlichen Blatt vorn eng verbunden.

Beide Blätter begrenzen das Spatium suprasternale mit dem Arcus venosus juguli und das Spatium supraclaviculare.

Die Lamina prevertebralis umscheidet die Mm. longi colli und capitis und entsendet ein fibröses Blatt zur Lamina pretrachealis. Hierdurch wird der mediale Halseingeweideraum vom lateralen Gefäß-Nervenraum geschieden. Das unterhalb der Höhe des Hyoidkörpers zwischen den genannten Faszienblättern befindliche Spatium colli medium setzt sich aufwärts in das Spatium parapharyngeum, abwärts in das Mediastinum fort. Die Muskulatur bildet im ganzen einen Hohlzylinder. Besonderes wird bei den Regionen jeweils geschildert.

Regio colli anterior

Regio submentalis. *Die Unter-Kinn-Gegend* liegt zwischen den beiden Ventres anteriores musculi digastrici und enthält unter der Haut Platysma. In ihr liegen die letzten Enden der Nn. hypoglossus und lingualis und die Glandula sublingualis.

Regio hyoidea. *Die Zungenbeingegend* enthält das Zungenbein, die Aa. suprahyoidei der A. lingualis, die A. thyreoidea superior der A. carotis externa und die Nodi lymphatici submentales. Von hier aus tritt das Platysma auseinander.

Regio laryngea. *Der Kehlkopf* hat die Form einer dreiseitigen Pyramide. Basis ist der Aditus laryngis, Spitze ist der Tracheal-Übergang. Der Kehlkopf ist beim Mann lang und vorn spitzwinklig. Er entspricht der Höhe des 5. Halswirbels und liegt bei Kindern höher, bei Greisen tiefer. Er wird bedeckt durch die Mm. sternohyoidei, sternothyreoidei und cricothyreoidei. Seitlich liegt der Venter superior des M. omohyoideus. Zwischen Muskeln und Kehlkopf liegen lateral Teile der Schilddrüse. Die Membrana thyreohyoidea enthält beiderseits je ein Loch für den N. laryngeus superior aus dem Ganglion inferius nervi vagi und für die A. laryngea superior aus der A. thyreoidea superior. Der Nerv ist sensibel. Er anostomosiert unter der Plica laryngei des Recessus piriformis mit dem N. laryngeus inferior. Der einzige motorische Ast ist der Ramus externus, der den M. cricothyreoideus innerviert. Alle übrigen Muskeln des Kehlkopfes werden versorgt durch den N. laryngeus inferior aus dem N. laryngeus recurrens des Vagus. An Gefäßen kommen außerdem der Ramus cricothyreoideus der A. laryngea superior aus der A. thyreoidea superior und die A. laryngea inferior aus der A. thyreoidea inferior. Die Venen verhalten sich entsprechend.

Der Kehlkopf hat drei Teile:

Das Vestibulum oder „oberer Trichter“ reicht vom Aditus laryngis bis zur Ebene zwischen den Plicae ventriculares. Diese sind mit Flimmerepithel besetzt und enthalten Fettgewebe und viele Schleimdrüsen mit ihren Ausführungsgängen. Sie feuchten die Plicae vocales an, die keine Drüsen besitzen.

Das Cavum intermedium oder besser Rima glottidis liegt zwischen den Plicae ventriculares und vocales. Letztere sind mit festem Plattenepithel bekleidet und enthalten den M. thyreoarytaenoideus mit der Pars vocalis. Lateral aufwärts erstreckt sich etwa einen Zentimeter tief der Ventriculus laryngis, der zur Resonanz dient. Er bewirkt den Blähhals der Bläser.

Der Conus elasticus oder „unterer Trichter“ reicht von den Plicae vocales zum untersten Rand des Cricoidknorpels und stellt den unteren Teil des Kehlkopfes dar.

Am Stimmband sind sehr wenig Lymphgefäße. Die Lymphe oberhalb der Stimmbänder fließt zu den Nodi lymphatici cervicales profundi, unterhalb zu den Nodi lymphatici prelaryngei und pretracheales.

Operativ werden durch Spaltung in der Medianebene die Stimmbänder geschont und es kann der Kehlkopf in großer Ausdehnung übersehen werden. (Dieses ist die bei Kaiser Friedrich III. 1888 ausgeführte Laryngofissur.)

Regio trachealis. *Die Luftröhre* liegt am Kehlkopfausgang zwei Zentimeter unter der Haut, die hier kein Platysma mehr enthält. Sie verläuft senkrecht abwärts, und da der Hals in seinem unteren Umfang sich verbreitert, liegt sie hinter der Fossa jugularis bereits fünf Zentimeter tief unter der Oberfläche. Die Trachea wird in ihrem Halsteil in Höhe der beiden obersten Trachealringe vorn von dem Isthmus der Schilddrüse bedeckt, während sich ihr seitlich die Lappen der Drüse anlegen. Hinter der Trachea liegt der Halsteil des Oesophagus mit der Kehlkopfenge und der Linksausbiegung, die operativ am leichtesten zu erreichen ist. Zwischen Trachea und Oesophagus liegen die Nn. laryngei recurrentes und die tracheobronchialen Lymphknoten. Die Gefäße kommen aus der A. thyreoidea inferior. Die Bifurkation erfolgt erst in Höhe des fünften Brustwirbels. In Bezug auf den Isthmus unterscheidet man eine Tracheotomia superior und inferior.

Glandula thyreoidea. *Die Schilddrüse* weist in ihrer Form zahlreiche Variationen auf, besonders Form und Größe des Isthmus sind unbeständig. Sein Lobus pyramidalis kann bis zum Hyoid reichen. Die birnenförmigen Lobi erreichen die A. carotis communis und den Schildknorpel. Eine Vergrößerung kann auch substernal erfolgen. Die innere eigentliche Drüsenkapsel ist verwachsen mit der derben äußeren Kapsel, die vom Halsbindegewebe her entsteht. Durch die äußere Kapsel treten Gefäße und Nerven zur Schilddrüse. Zwischen beiden Kapseln liegen hinten oben und unten je zwei Epithelkörperchen. Sie stehen in Beziehung zum Kalkstoffwechsel und dürfen bei Strumektomien nicht mitentfernt werden, da es sonst zu Tetanie kommt. Die Schilddrüse wird reichlich mit Blut versorgt. Jeder Lobus bekommt ebensoviel wie eine Hand.

Die A. thyreoidea superior entspringt aus der A. carotis externa, dicht oberhalb der Teilungsstelle der A. carotis communis und verläuft brunnenschwengelartig nach abwärts. Die A. thyreoidea inferior geht aus dem Truncus thyreocervicalis der A. subclavia hervor und verläuft mit einem nach oben konvexen Bogen medianwärts. Sie verläuft vor der A. vertebralis und dem Truncus sympathicus und hinter der A. carotis communis und der V. jugularis interna.

Die Vena thyreoidea superior folgt der Arterie. Sie mündet in die V. jugularis interna. Die V. thyreoidea caudalis läuft nicht mit der Arterie. Sie mündet in die V. brachiocephalica und bildet mit der Vene der anderen Seite den Plexus thyreoideus impar. Die Operationen an der Schilddrüse sind sog. blutige. Arterien und Venen müssen in situ ligiert werden.

Die Lymphe verhält sich wie die des Kehlkopfs.

Die Nerven des Halssympathicus begleiten die Gefäße. Dazu kommen die Nn. laryngei superior und inferior des N. vagus. Der N. laryngeus inferior verläuft in einem Drittel der Fälle vor, in einem Drittel der Fälle hinter und im restlichen Drittel der Fälle zwischen den Ästen der A. thyreoidea inferior.

Regio colli lateralis

Trigonum submandibulare. *Die Unterkiefer-Speicheldrüse* liegt — wie eine Nuß in ihrer Schale — zwischen Lamina superficialis fasciae cervicalis und der Faszie des M. mylohyoideus und des M. hyoglossus. Unter der leicht dehnbaren Haut- und Platysmaschicht läuft der Ramus marginalis mandibulae des N. facialis. Zwischen den beiden Muskeln befindet sich hinten eine Lücke, durch die ein Fortsatz der Drüse mit dem Ductus submandibularis in die Regio sublingualis gelangt. Von oben verläuft der N. lingualis und weiter unten der Arcus nervi hypoglossi zwischen den beiden Muskeln nach vorn.

Die Nodi lymphatici submandibulares liegen zwischen der Glandula submandibularis und dem Unterkieferrand. Sie stellen den regionären Lymphabfluß von Nase, Lippen und vorderem Seitenrand der Zunge dar.

Die A. facialis entspringt in Höhe des großen Zungenbeinhorns aus der A. carotis externa, bedeckt vom Venter posterior des M. digastricus und vom M. stylohyoideus. Sie gelangt, gelegentlich ganz von der Drüse aufgenommen, hinter den Unterkiefer, wendet sich sogleich wieder und gelangt um den unteren Rand des Unterkiefers am vorderen Rand des M. masseter nach außen.

Die Vena facialis verläuft zwischen A. facialis und dem Unterkiefer.

Der N. hypoglossus und die V. lingualis liegen lateral auf dem M. hyoglossus und verschwinden bald hinter dem M. mylohyoideus. Die A. lingualis liegt dagegen medial hinter dem M. hyoglossus und wird unterbunden, bevor sie hinter den Muskel gelangt. A. und V. submentalis verlaufen an der Unterfläche des M. mylohyoideus. Vor dem Foramen mandibulae zweigt vom N. alveolaris inferior der N. mylohyoideus ab, der den gleichnamigen Muskel und den Venter anterior des M. digastricus versorgt.

Trigonum caroticum. Im *Hauptschlagader-Dreieck* teilt sich die A. carotis communis in Höhe des Zungenbeins in die A. carotis externa und interna. Dem Trigonum caroticum entspricht an der Haut des Halses die Fossa carotica. In gleicher Höhe fließt die V. retromandibularis in die V. facialis, die nach kurzem Verlauf in die V. jugularis interna mündet. Die A. carotis externa verläuft zuerst medial, die A. carotis interna lateral. Kranialwärts kehrt sich das Verhältnis um. Die A. carotis externa gibt in Zungenbeinhöhe ab die Aa. thyreoidea superior, lingualis, sternocleidomastoidea, maxillaris externa, pharyngea ascendens und occipitalis. Die A. carotis interna gibt bis zur Apertura externa canalis carotici keine Äste ab. Sie liegt lateral vorn von der A. carotis externa. Auf der A. carotis communis liegt der Ramus descendens nervi hypoglossi.

Der N. vagus liegt erst hinter der A. carotis interna und der V. jugularis, später tritt er mehr vor letztere. Der Grenzstrang des Sympathicus liegt unter der Lamina prevertebralis fasciae cervicalis, hinter den Gefäßen. Der N. laryngeus superior liegt medial von den Ästen der A. carotis externa. Der N. hypoglossus kreuzt die Außenfläche der A. carotis externa und die Innenfläche der V. facialis.

Trigonum thyreoideum. Im *Schilddrüsen-Dreieck* treten die Seitenlappen der Schilddrüse in Beziehung zum seitlichen Umfang der oberen Trachealringe.

Regio sternocleidomastoidea. Im *Raum des Kopfwende-Muskels* entspricht dem vorderen Rand des Kopfwenders eine Linie vom Processus mastoideus zur Incisura jugularis sterni. Auf dem Muskel liegt das oberflächliche Blatt der Fascia cervicalis und die V. jugularis externa. In der Mitte des hinteren Randes treten die Hautäste des Plexus cervicalis hervor. Es sind die Nn. auricularis magnus, occipitalis minor, transversus colli und supraclaviculares, die vom Platysma bedeckt werden. Die untere Hälfte des Muskels bedeckt das Gefäßnervenbündel des Halses, das nach oben durch die Breite des Kehlkopfes lateralwärts gedrängt wird. Es besteht lateral aus der V. jugularis interna, die vor sich die Kette der Nodi lymphatici cervicales liegen hat. Die V. jugularis interna liegt in der Tiefe des unter dem Namen Fossa supraclavicularis minor bekannten Hautdreiecks.

Medial liegt die A. carotis communis, die gegen den Processus transversus des sechsten Halswirbels komprimiert werden kann. Hinter ihr befindet sich der M. scalenus anterior, auf dem der N. phrenicus abwärts zieht. Vor der Arterie liegt der Ramus descendens nervi hypoglossi. Dorsal von Arterie und Vene liegt der N. vagus. Das Gefäßnervenbündel zeigt gleichartige Lagerung von dem Articulus sternoclavicularis bis zur Höhe des oberen Schildknorpelrandes. Es wird von einer bindegewebigen Scheide umgeben. Innerhalb der genannten Strecke werden von den Gefäßen weder Äste abgegeben noch welche aufgenommen.

Unvollendet zurückgebildete Kiemenspalten können sog. Halsfisteln bilden. Sie öffnen sich nach außen längs des vorderen Randes des M. sternocleidomastoideus, nach innen ober- und unterhalb der Plica nervi laryngei in die Fossa supratonsillaris, in das Ostium pharyngeum tubae und in den Recessus pharyngeus.

Trigonum omotrapezoideum. *Der Winkel zwischen Schulterzungenbeinmuskel und Kappenmuskel* enthält außer den in der Regio sternocleidomastoidea schon genannten Hautästen des Plexus cervicalis noch den N. accessorius, die Plexus cervicalis und brachialis sowie einige Gefäße.

Den Boden bilden von hinten oben nach vorn unten die Mm. splenii, levator scapulae, scalenus medius und scalenus anterior.

Der N. accessorius verläuft hinter der V. jugularis interna und der A. carotis interna. Er kreuzt den Querfortsatz des Atlas, wird dort selbst gekreuzt von der A. occipitalis und gelangt auf dem M. levator scapulae nach unten. Zwischen den Mm. scalenus medius und anterior treten die Plexus cervicalis und brachialis hervor. Auf dem M. scalenus anterior verläuft der N. phrenicus abwärts. Am lateralen Rand des Muskels befindet sich die A. cervicalis ascendens, die mit der A. cervicalis superficialis aus dem Truncus thyreocervicalis stammt. Die A. transversa colli kommt aus der A. subclavia.

Trigonum omoclaviculare. *Der Winkel zwischen Schulterzungenbeinmuskel und Schlüsselbein* enthält in der Hauptsache die A. und V. subclavia. Die A. subclavia kommt links aus dem Arcus Aortae, rechts aus dem Truncus brachiocephalicus, der sich in Höhe des Articulus sternoclavicularis in A. subclavia dextra und A. carotis communis dextra teilt. Die rechte Arterie ist also kürzer als die linke. Nach Überschreiten der unteren lateralen Kante der ersten Rippe geht die A. subclavia in die A. axillaris über.

Die A. subclavia läßt drei Strecken erkennen.

Die erste Strecke reicht vom Ursprung bis zum M. scalenus anterior. Hier gehen die meisten Äste ab. Vor ihr verlaufen die Thoraxnerven. Der Truncus sympathicus bildet um sie die Ansa subclavia.

Die zweite Strecke liegt in der hinteren Skalenuslücke zwischen M. scalenus anterior und medius. Sie liegt hier der oberen Fläche der ersten Rippe auf. Die Stämme des Plexus brachialis liegen über ihr.

Die dritte Strecke liegt am oberflächlichsten, in der Fossa supraclavicularis major. Hier ist sie leicht aufzusuchen.

Die V. subclavia liegt auf der ersten Rippe und verläuft fast transversal. Sie bildet die Sehne zum Bogen der Arterie. Diese Sehne zieht durch die vordere Skalenuslücke, zwischen M. scalenus anterior und Klavikula.

Der Truncus bronchomediastinalis mündet in den Angulus venosus dexter. Der Ductus thoracicus dexter verläuft über die erste Strecke der A. subclavia nach vorn in den Angulus venosus sinister (Winkel zwischen V. jugularis interna und V. subclavia).

Durch Halsrippen, wenn diese länger als 5,5 cm sind, können Arterie und Plexus oberflächlicher zu liegen kommen und leicht verletzt werden.

REGIO NUCHAE

Der Nacken enthält unter dem derben subkutanen Gewebe vier Muskelschichten.

Die oberflächliche Schicht enthält den M. trapezius.

Die mittlere Schicht wird gebildet von den Mm. splenii, levator scapulae, rhomboideus major und minor und serratus posterior inferior.

Die tiefe Schicht enthält lange Rückenmuskeln.

Eine vierte Schicht liegt subokzipital und besteht aus den kurzen, tiefen Nakkenmuskeln, die vom Atlas und Axis ausgehen.

Die A. occipitalis aus der A. carotis externa läuft am Venter posterior des M. digastricus nach hinten medial und liegt dann unter den Mm. longissimus capitis, splenius capitis und sternocleidomastoideus. Lateral vom M. trapezius, wo sie unterbunden werden kann, gelangt sie subkutan nach aufwärts. Die A. vertebralis aus der A. subclavia gelangt hinter dem M. scalenus anterior zum Foramen costotransversarium des sechsten Halswirbels. Sie steigt durch die Foramina costotransversaria vertebrarum cervicalium empor bis zum zweiten Halswirbel. Hier biegt sie sich im Foramen costotransversarium nach hinten und lateralwärts — erste Krümmung. Sie gelangt nun bogenförmig in das Foramen costotransversarium des Atlas — zweite Krümmung — und bildet in dessen Sulcus arteriae vertebralis die dritte Krümmung. Die vierte Krümmung erfolgt zum seitlichen Umfang des Hinterhauptloches. Auf dem Klivus wird dann die unpaare A. basilaris gebildet.

Die Venen begleiten die Arterien.

Die Lymphe gelangt vorwiegend zur Achselhöhle.

Der N. suboccipitalis ist ein Ramus dorsalis des ersten Zervikalnerven und versorgt motorisch die kurzen, tiefen Nackenmuskeln. Er liegt im Dreieck der Mm. obliquus capitis superior, obliquus capitis inferior und rectus capitis posterior major zwischen A. vertebralis und hinterem Bogen des Atlas.

Der N. occipitalis major ist ein Ramus dorsalis des zweiten Zervikalnerven und versorgt sensibel die Haut des Hinterkopfes. Er gelangt um den M. obliquus capitis inferior steil aufwärts über die Mm. recti capitis posteriores major und minor und durchbohrt die Mm. transversooccipitalis und trapezius medial von der A. occipitalis.

Rücken

Mit Einschluß des beim Hals beschriebenen Nackens reicht der Rücken von der Linea nuchae suprema bis zum Os sacrum. Er entspricht der dorsalen Wand von Brust- und Bauchraum und enthält als wichtigstes Gebilde die *Wirbelsäule mit ihrem Inhalt.*

Bei der Inspektion lassen sich feststellen; Fovea nuchae, Vertebra prominens, Skapula und Muskelwülste. Der Palpation sind außerdem zugängig die Protuberantia occipitalis externa, die Processus spinosi der Brust- und Lendenwirbelsäule, die Cristae ilicae mit den Spinae ilicae posteriores superiores und das Kreuzbein.

Die Epidermis ist dünn, die Cutis als Residuum aus tierischer Vorfahrenzeit sehr dick. Sie liefert bei Huftieren das Kernleder.

Die Muskulatur besteht aus zwei Schichten. Ihre Beziehung zur Chirurgie mancher Eingeweide ist bei diesen selbst geschildert.

CANALIS VERTEBRALIS

Der Wirbelkanal reicht vom Foramen occipitale magnum bis zum Hiatus sacralis des letzten Sakralwirbels. Er wird vorn begrenzt durch die hintere Fläche der Wirbelkörper mit den Zwischenwirbelscheiben, die beide vom Ligamentum longitudinale commune posterius überzogen werden. Hinten wird er begrenzt durch die Wirbelbögen mit dem Lig. flavum. Seitlich öffnen sich zwischen den Wirbelbögen die Foramina intervertebralia.

Da sich an der Brustwirbelsäule die Bögen und Dornfortsätze dachziegelartig überdecken, kann der Wirbelkanal durch Einstich besser erreicht werden im Bereich der Hals- und Lendenwirbelsäule. Dies geschieht beim Subokzipitalstich zur Punktion der Cisterna cerebellomedullaris, bei der Lumbalpunktion und bei der Lumbalanästhesie.

Form und Weite des Wirbelkanals wechseln. Im Hals ist er weit und dreieckig, in der Brust eng und kreisrund, in der Lende weniger weit und dreieckig, im Kreuzbein enger und dreieckig. Die Basis des Dreiecks entspricht immer der Hinterfläche der Wirbelkörper.

MEDULLA SPINALIS

Das Rückenmark mit seinen Hüllen, lockerem Fett- und Bindegewebe, Venenplexus, Spinalganglien und -nerven liegt im Wirbelkanal eingeschlossen. Es erstreckt sich vom kranialen Ende des Atlas, entsprechend dem Austritt des ersten Halsnervenpaares bis zur Höhe des zweiten Lendenwirbels, entsprechend der Spitze des Conus medullaris. Anschwellungen und Strangfurchen bestimmen seine Spindelform.

Die Dura mater teilt sich bei ihrem Austritt aus dem Foramen occipitale magnum wie bei den Schädelsinus in zwei Blätter. Das äußere Blatt bildet das Periost des Wirbelkanals, das innere Blatt bildet den Durasack, der nach abwärts bis zur Mitte des Kreuzbeins reicht. Diese Tatsache erlaubt die *Kraske*sche Operation, die Resektion des Steißbeins und unteren Teiles des Kreuzbeins, um an das Rektum zu gelangen. Zwischen den beiden Durablättern liegt das Cavum epidurale. Es enthält außer Fettgewebe die Plexus venosi vertebrales interni anteriores und posteriores, die ein Balkensystem mit Maschenräumen bilden.

Die Plexus sind stark entwickelt und wirken wie Wasserkissen. Sie anastomosieren über die Plexus venosi vertebrales externi mit den Vv. lumbales und intercostales und bieten dadurch bei Hautinfektion eine Möglichkeit zur Myelitis. Sie bilden einen Ring um die austretenden Nerven, so daß bei Stauung Lumbago auftreten kann. Außerdem sind sie bei der Unterbrechung der V. cava Kollateralen.

Die Arachnoidea wird durch das weite Cavum subarachnoidale, das den Liquor cerebrospinalis enthält, von der Pia mater durch das enge Cavum subdurale von der Dura mater getrennt. Die Pia mater überzieht das Rückenmark vollständig und läßt sich mit leichter Gewalt abziehen. Sie verbindet sich mit der Dura mater durch das Lig. denticulatum. Dadurch und durch die mit einer Durascheide umgebenen, austretenden Nervenwurzeln ist das Rückenmark befestigt. Vom zweiten Lendenwirbel abwärts ist der Durasack nur noch mit der Cauda equina, dem Filum terminale und dem Cavum subarachnoidale gefüllt. Bei der Lumbalpunktion wird daher das Rückenmark geschont, wenn man bei stark kyphotisch gekrümmter Wirbelsäule zwischen zweitem und drittem Lendenwirbel eingeht. Man orientiert sich durch die Verbindungslinie zwischen beiden Darmbeinkämmen, die den Dornfortsatz des vierten Lendenwirbels schneidet. Zur Querschnittstopographie des Rückenmarks mit seinen zentrifugalen und zentripetalen Bahnen darf auf die Darstellung der systematischen Anatomie verwiesen werden.

Die Versorgung des Rückenmarks mit Blutgefäßen ist sehr reichhaltig und geschieht durch die Verbindung der vorderen mit den beiden hinteren Spinalarterien und durch die bei der spinalen Kinderlähmung wichtige A. sulcocommissuralis als eigener Stamm der vorderen Spinalarterie.

Die motorischen vorderen und die sensiblen hinteren Wurzeln der Spinalnerven verlaufen getrennt bis zum Spinalganglion. Je tiefer die Spinalnerven das Rückenmark verlassen, einen um so schrägeren Verlauf nach abwärts haben sie innerhalb des Wirbelkanals und um so tiefer treten sie unter ihrem Ursprung durch die zugehörigen Foramina intervertebralia. So haben die Lumbal- und Sakralnerven ihre Segmente im unteren Brustwirbelsäulenabschnitt.

Der motorisch sensibel gemischte Spinalnerv teilt sich in einen Ramus ventralis und einen Ramus dorsalis.

Die Rami ventrales bilden die Plexus und versorgen Haut und Muskulatur des ventralen Rumpfes und der Extremitäten.

Die Rami dorsales teilen sich in Rami mediales und Rami laterales und versorgen Haut und Muskulatur des dorsalen Rumpfes.

Die Rami dorsales laterales der drei oberen Lendennerven gehen als Nn. clunium superiores zur Haut der lateralen oberen Gesäßgegend.

Die Rami dorsales laterales der drei oberen Sakralnerven gehen als Nn. clunium medii zur Haut der hinteren oberen Gesäßgegend.

Die Nn. clunium inferiores aber sind hintere Hautäste aus dem N. cutaneus femoris posterior des Plexus sacralis, der aus Rami ventrales der entsprechenden Spinalnerven gebildet wird.

Brust

Die Brust wird eingeteilt in:

THORAX = BRUSTKORB
CAVUM THORACIS = BRUSTHÖHLE
MEDIASTINUM = MITTELFELLRAUM

Der Brustkorb entspricht nicht der Brusthöhle. Diese steht durch die Zwerchfellwölbung und die Pleurakuppen höher als der Brustkorb.

THORAX

Den Brustkorb begrenzen zwei Linien nach oben und unten:

1. Die Linie von der Incisura jugularis sterni über die Schlüsselbeine zum siebenten Halswirbel.
2. Die Linie vom Processus xiphoideus sterni längs des Rippenbogens zum zwölften Brustwirbel.

Zur Orientierung dienen außer den palpablen Rippen folgende Linien am Brustkorb:

Linea mediana anterior, vertikal durch die Mitte des Brustbeins,

Linea sternalis, längs beider Seitenränder des Brustbeins,

Linea costoarticularis, zwischen Articulus sternoclavicularis und Spitze der elften Rippe,

Linea mamillaris oder medioclavicularis, von der Mitte der Schlüsselbeine abwärts durch die Brustwarzen,

Linea parasternalis, in der Mitte zwischen Linea mediana anterior und Linea mamillaris,

Linea axillaris anterior, entsprechend der vorderen Achselfalte am Pektoraliswulst nach abwärts,

Linea axillaris posterior, entsprechend der hinteren Achselfalte am Latissimuswulst nach abwärts,

Linea scapularis, dem Margo medialis scapulae entsprechend,

Linea mediana posterior, durch die Reihe der Processus spinosi,

Linea paravertebralis, den lateralen Enden der Brustwirbelquerfortsätze entsprechend.

Der Brustkorb enthält als oberflächliche Schicht Haut, Fettgewebe und die Brustdrüse. Die Haut bildet über dem Trigonum deltoideopectorale die Fossa deltoideopectoralis. In der Tiefe mündet dort die V. cephalica aus dem Sulcus musculi bicipitis brachii radialis in die V. axillaris. Die A. thoracoacromialis aus der A. axillaris gibt dort ab die Rami acromialis, deltoideus und pectoralis. Der Plexus brachialis kann dort stichverletzt werden.

Hinter dem Articulus sternoclavicularis verlaufen A. subclavia und A. carotis communis, die bei Luxationen komprimiert werden können.

An dem nach vorn vorspringenden Angulus sterni inseriert die zweite Rippe.

Mamma. *Die weibliche Brustdrüse* liegt in der Höhe der dritten bis siebenten Rippe und reicht von der Linea parasternalis bis an die Linea axillaris anterior. Sie liegt der Fascia pectoralis zu zwei Dritteln, der Faszie des M. serratus lateralis zu einem Drittel locker verschieblich auf und ist von Fettmassen durchwachsen, die außer Schwangerschaft und Altersdeszensus die variable Größe der Drüse bestimmen.

Die Drüsenlappen sind radiär angeordnet und werden in dieser Richtung inzidiert. Sie laufen in etwa fünfzehn Ausführungsgängen konzentrisch zur Warze aus, die etwa im vierten Interkostalraum liegt.

Die Brustdrüse wird versorgt durch die Rami mammarii der A. thoracica interna aus der A. subclavia, durch Rami mammarii laterales der A. thoracica lateralis aus der A. axillaris, durch Rami mammarii der Aa. intercostales posteriores 3 bis 7 aus der Aorta thoracica.

Der Abfluß erfolgt durch die Vv. intercostales anteriores und subcutaneae.

Die Lymphgefäße laufen in drei Lymphdrüsengruppen aus. Nodi lymphatici axillares, der Hauptort der Brustkrebsmetastasen. Nodi lymphatici anteriores und posteriores. Außerdem werden häufig ergriffen die Nodi lymphatici infra- und supraclaviculares. Die Nodi lymphatici axillares der anderen Seite werden ergriffen, wenn es sich um ein Karzinom am sternalen Teil der Brustdrüse handelt.

Die mittlere Schicht des Thorax besteht aus Muskulatur, die von Schulter, Arm, Bauch und Rücken auf die Brustkorbwand übergreift.

Die Innervation erfolgt durch die Nn. intercostales, N. accessorius und Plexus brachialis.

Die Blutversorgung geschieht durch die A. thoracoacromialis (zu finden im Trigonum deltoideopectorale), A. thoracica lateralis (mit N. thoracicus longus auf M. serratus anterior), A. subscapularis (mit N. subscapularis auf M. latissimus dorsi). Dieser Nerv ist bei Ausräumung der Achsellymphknoten zu beachten.

Die Venen verhalten sich wie die Arterien.

Die tiefe Schicht besteht aus knöchernem Thorax mit segmental angeordneten Muskeln, Nerven und Gefäßen. Die Mm. intercostales externi erstrecken sich von hinten bis nach vorn zum Rippenknorpel. Die Mm. intercostales interni erstrecken sich von vorn bis zum Angulus costae. Die zwischen beiden Schichten verlaufenden Gefäße und Nerven liegen also vom Angulus costae an direkt auf der Pleura und erklären die Neuralgien bei Pleuritis.

Unter dem Schutze des Sulcus costae liegen bis zur Axillarlinie Vene, Arterie und Nerv. Ventralwärts von der Axillarlinie tritt die A. intercostalis in die Mitte des Intercostalraumes und kann durch Einstiche verletzt werden. Die Punktion oder der Pneumothorax werden daher dorsal von der Axillarlinie vorgenommen.

Die Arterien kommen aus der Aorta thoracica als neun segmentale Aa. intercostales posteriores, aus der A. subclavia als Rami intercostales anteriores der A. thoracica interna und als Aa. intercostales posteriores I und II der A. intercostalis suprema.

Die Venen verhalten sich entsprechend und münden rechts in die V. azygos und links in die V. hemiazygos. Die A. thoracica interna aus der A. subclavia liegt direkt der Pleura auf. Sie teilt sich im sechsten Interkostalraum in die lateral abwärts ziehende A. musculophrenica und den medialen Endast. A. epigastrica superior, die mit der A. epigastrica inferior aus der A. iliaca externa anastomosiert.

Die Nervi intercostales sind nichts anderes als die Rami ventrales der Thorakalnerven, die im Gegensatz zu den anderen Spinalnerven keine Plexus bilden! Die Rami dorsales der Thorakalnerven verhalten sich aber wie die der anderen Spinalnerven. Der zwölfte Interkostalnerv heißt auch N. subcostalis.

CAVUM THORACIS

Die Brusthöhle zeigt die Apertura thoracis superior mit der Grenzlinie Incisura jugularis sterni, erste Rippe, erster Brustwirbel. Letzterer steht höher als die Incisura jugularis sterni.

Die Apertura thoracis inferior entspricht einer Linie vom Processus xiphoideus längs des Rippenbogens zum zwölften Brustwirbel. Letzterer steht tiefer als der Processus xiphoideus. Die durch diese beiden Brusthöhlenzugänge gelegten Ebenen würden sich also ventralwärts schneiden.

Der Thoraxquerschnitt ist bei den Vierfüßlern rund, beim Menschen durch den aufrechten Gang spielkartenherzförmig.

In der Brusthöhle sind die beiden Pleurasäcke und der Perikardialsack mit ihren Inhalten zu beschreiben.

Strenggenommen gehört auch der Mittelfellraum in die Beschreibung der Brusthöhle.

Infolge der Reichhaltigkeit seiner Gebilde wird er indessen aus praktischen Gründen gesondert dargestellt.

Pleura

Das Brustfell bildet zwei Säcke. Darin sind die Lungen vom medialen Umfang her eingestülpt, und es kann eine Pleura pulmonalis von einer Pleura parietalis unterschieden werden. Zwischen beiden liegt der Pleuraspalt und beide gehen am Lungenhilus ineinander über.

An der Pleura parietalis lassen sich unterscheiden: Pleura costovertebralis, Pleura diaphragmatica und Pleura mediastinalis. Die Pleura parietalis bildet die Recessus pleurae costomediastinalis, costodiaphragmaticus, Reserveräume der Pleurahöhle, in denen sich bei Inspiration die Lungenränder verschieben. Der Recessus pleurae costomediastinalis wird bei der Inspiration fast vollständig ausgefüllt, während das beim Recessus pleurae costodiaphragmaticus – auch bei forcierter Inspiration – niemals der Fall ist. Die Übergänge der drei Abschnitte der Pleura parietalis ineinander werden als Pleuralinien auf den Thorax projiziert.

Die zwei vorderen Pleuralinien beginnen beiderseits in der Mitte des Articulus sternoclavicularis und konvergieren bis zum Angulus sterni, von dem aus sie gemeinsam parallel bis zur Höhe der sternalen Enden der vierten Rippenknorpel verlaufen. Von hier geht die rechte nach lateral abwärts zum sechsten Rippenknorpel. Die linke erstreckt sich etwa zwei Zentimeter nach lateral auf den oberen Rand der vierten Rippe und verläuft dann steil nach abwärts zum sechsten Rippenknorpel. Hier gehen beide in die unteren Pleuralinien über.

Diese verlaufen über den Knorpel der siebenten Rippen längs den vorderen Enden der folgenden Rippenknochen bis zur Mitte der zwölften Rippen und folgen diesen bis zum Rippenhals. Die hinteren Pleuralinien entsprechen den Paravertebrallinien.

Durch den Verlauf der Pleuragrenzen an der vorderen Brustwand entstehen die Area thymica oder interpleurica superior und die Area cardiaca oder interpleurica inferior. Von letzterer kann der Perikardialsack ohne Pleuraverletzung punktiert werden.

Die Pleurakuppel ragt, links etwas tiefer als rechts, drei bis vier Zentimeter weit über das ventrale Stück der ersten Rippe in das Halsgebiet hinein bis zur

Mitte des siebenten Halswirbels. Es entstehen Beziehungen hinten zum Ganglion cervicothoracicum trunci sympathici, zum M. longus colli und zur A. vertebralis. Vorn oben zu A. und V. subclavia, vorn unten zur A. carotis communis links, vorn lateral zu den Mm. scaleni mit Plexus brachialis.

Die Kuppel wird durch die Lungenspitzen vollständig ausgefüllt, die sich bei der Atmung nur wenig verschieben. Für den Beginn der Tuberkulose in den Lungenspitzen ist diese Tatsache zu beachten.

Pulmo. *Die Lunge* hat drei Flächen. 1. Facies costalis zeigt die Fissurae interlobares. 2. Facies diaphragmatica ist links kleiner als rechts. 3. Facies medialis hat in der Pars mediastinalis rechts drei Rinnen für die V. azygos hinter, für die V. cava superior vor dem Lig. pulmonale und für A. subclavia an der Spitze. Die linke Pars mediastinalis der Facies medialis hat ebenfalls drei Rinnen. Für Aorta, A. subclavia und A. carotis communis sinistra. Beide Mediastinalflächen besitzen eine Impressio cardiaca, die links tiefer ist.

Die vorderen Lungengrenzen entsprechen fast den vorderen Pleuralinien. In der Gegend der Incisura cardiaca weicht die vordere Lungengrenze stärker zurück als die vordere Pleuralinie. Von der Knochenknorpelgrenze der siebten Rippe an verläuft sie horizontal um den Thorax bis zum Wirbelansatz der elften Rippe, parallel der unteren Pleuralinie. Die hintere Lungengrenze entspricht der hinteren Pleuralinie.

Die Projektion der unteren Grenzen beider Oberlappen entspricht einer Linie vom Processus spinosus des dritten Brustwirbels bis zum Übergang der sechsten Rippe in den Rippenknorpel.

Rechts wird außerdem der Mittellappen vom Oberlappen abgegrenzt durch eine Linie, die vom Schnittpunkt der Hauptinzisur mit der Linea axillaris abgeht und horizontal bis zum Ansatz des vierten Rippenknorpels an das Sternum verläuft. Also verhalten sich rechter Mittel- und Oberlappen wie der linke Oberlappen, und zwar sind hinten die Unterlappen, vorn die Oberlappen stärker ausgedehnt.

Der Lungenhilus enthält die A. pulmonalis, die Vv. pulmonales, die Bronchien und Äste des N. vagus und des Truncus sympathicus.

Beiderseits liegen von vorn nach hinten: Vene, Arterie, Bronchus. Rechts aber von oben nach unten: Bronchus, Arterie, Vene und links von oben nach unten: Arterie, Bronchus, Vene.

Blutgefäße für die respiratorische Funktion sind die Äste der A. pulmonalis, sowie die Vv. pulmonales, für den Stoffwechsel des Lungengewebes die Rami bronchiales der Aorta thoracica und Vv. bronchiales.

Die oberflächlichen Lymphgefäße liegen netzartig unter der Pleura pulmonalis und verbinden sich mit den tiefen Lymphgefäßen längs der Hauptbronchien.

Die Nerven der Lunge stammen aus dem N. vagus und dem Truncus sympathicus und erstrecken sich bis zu den Alveolen.

Der senile Organdeszensus zeigt sich in der Lunge darin, daß die Bifurkationshöhe im mittleren Alter dem fünften Brustwirbel, im Greisenalter dem siebenten Brustwirbel entspricht. Die Senkung der Lungen hängt mit der Senkung des Zwerchfells und einem Nachlassen der Brustkorbelastizität zusammen. Die Rippen zeigen daher auch im Alter einen schrägeren Verlauf als in der Jugend.

Die Perkussion gibt Aufschluß nicht nur über die Dichte des Lungengewebes und die Grenzen des Herzens, sondern auch über die respiratorische Verschieblichkeit, die extrem bis zu zehn Zentimetern betragen kann.

Perikard

In den *Herzbeutel* erscheint das Herz von oben her eingestülpt.

Die Lamina visceralis des Perikards ist dünn und mit dem Herzmuskel eng verwachsen.

An der Lamina parietalis lassen sich drei Abschnitte unterscheiden.

Die Pars diaphragmatica pericardii ist mit dem Centrum tendineum des Diaphragma verwachsen. Rechts hinten liegt die V. cava inferior, hinten der Oesophagus ihr an.

Die Pars sternocostalis pericardii entspricht der Incisura cardiaca pulmonis. Wegen des sehr variierenden Verlaufs der vorderen Pleuralinien an dieser Stelle ist empfohlen worden, anstatt der Punktion, durch die auch die Vasa thoracica interna verletzt werden können, lieber die Schnitteröffnung mit Resektion des vierten und fünften Rippenknorpels nahe am Sternum vorzunehmen und so den vorderen Umfang des Perikardialsackes zu erreichen.

Die Pars mediastinalis pericardii wird hinten berührt von Oesophagus, V. azygos und nicht konstant von der Aorta thoracica. Zwischen Pars mediastinalis pericardii und Pars mediastinalis pleurae verlaufen beiderseits die Nn. phrenici mit den Vasa pericardiacophrenicae abwärts.

Die Lamina parietalis geht in die Lamina visceralis über an der Porta arteriarum und der Porta venarum. Dazwischen bleibt der links offene Sinus transversus pericardii frei.

Cor. *Das Herz* liegt schief in der Brusthöhle, die Basis rechts hinten oben, die Spitze links vorn unten. Es wird durch Druck benachbarter Eingeweide fixiert und kann etwa durch Pleuraexsudate verlagert werden.

Die Vorderfläche wird gebildet von der Vorderwand des rechten Vorhofs, von der rechten Kammer und einem schmalen Streifen der linken Kammer.

Die Hinterfläche wird gebildet von der Hinterwand des linken Vorhofs, einem Teil der linken Kammer und einem kleinen Teil des rechten Vorhofs.

Die Unterfläche wird gebildet von der linken Kammer und einem kleinen Teil der rechten Kammer.

Die Projektionsfigur des Herzens auf die vordere Brustwand ist nahezu ein unregelmäßiges Viereck. Die rechte obere Ecke entspricht dem unteren Rand des Sternalansatzes der dritten Rippe. Die linke obere Ecke entspricht der Kreuzung der entsprechenden Parasternallinie mit dem oberen Rand des Knorpels der dritten Rippe. Die rechte untere Ecke entspricht dem Sternalansatz der siebenten Rippe, die linke untere Ecke dem Spitzenstoß. Dieser liegt in der Regel medial von der Mamillarlinie im fünften linken Interkostalraum. Dieser Figur entspricht in praxi die sogenannte relative Herzdämpfung, die nach links nicht über elf, nach rechts nicht über 4,5 cm von der Medianlinie aus reichen soll.

Die Projektion der Herzostien und -klappen ist von nicht so großer Bedeutung wie die praktisch wichtige Kenntnis ihrer Auskultationsstellen. Es werden nämlich die Töne von dem Ort ihrer Entstehung fortgeleitet und sind da am besten hörbar, wo die Fortleitung der vorderen Brustwand möglichst nahe ist. Infolgedessen stimmen Projektion und Auskultation nicht überein.

Es werden auskultiert: Die Valva atrioventricularis dextra rechts am Sternum, in Höhe des vierten Interkostalraumes, die Valva atrioventricularis sinistra an der Stelle des Spitzenstoßes, die Pulmonalklappe links neben dem Sternum im zweiten Interkostalraum, die Aortenklappe in gleicher Höhe am rechten Sternalrand.

Die A. coronaria dextra endet als Ramus interventricularis posterior. Die A. coronaria sinistra teilt sich in einen Ramus interventricularis anterior und einen Ramus circumflexus.

Die V. cordis magna verläuft mit dem Ramus circumflexus der A. coronaria sinistra und geht in den Sinus coronarius über.

Die Lymphe fließt zu den Nodi lymphatici tracheobronchiales superiores.

N. vagus und Truncus sympathicus bilden den Plexus cardiacus.

MEDIASTINUM

Der Mittelfellraum wird eingeteilt in ein vorderes und ein hinteres Mediastinum. Die gedachte Trennungsebene liegt dicht hinter der Trachea und den beiden Hauptbronchien.

Im vorderen Mediastinum liegen, abgesehen von Herz und Herzbeutel, der Thymus, die Aorta ascendens und der Arcus aortae, die Vv. brachiocephalicae mit der V. cava superior, die A. pulmonalis, die Nn. phrenici, die Trachea und die Bronchien.

Im hinteren Mediastinum liegen der Oesophagus, die Aorta thoracica, die V. azygos, V. hemiazygos, die beiden Nn. vagi, die Grenzstränge des Sympathicus und der Ductus thoracicus.

Mediastinum anterius

Thymus. *Die innere Brustdrüse,* bei Tieren als Bries bezeichnet, ist am größten beim Neugeborenen sowie in den ersten drei Lebensjahren. Sie erfährt dann eine Rückbildung. Sie liegt in der Area interpleurica superior und hat hinter sich die V. brachiocephalica sinistra, die bei Thymusvergrößerung komprimiert werden kann.

Aorta ascendens. *Der aufsteigende Teil der großen Körperschlagader* reicht vom linken Ventrikel bis zur oberen Herzbeutelumschlagstelle. Rechts liegt die V. cava superior, links die A. pulmonalis.

Arcus aortae. *Der Bogen der großen Körperschlagader* beginnt an der oberen Herzbeutelumschlagstelle und endet in der Höhe des vierten Brustwirbels. Der Bogen steht schräg, von rechts vorn nach links hinten gerichtet und wird oben von der Pleura mediastinalis bedeckt. Er reitet auf dem linken Bronchus und hat oben und hinten von sich die Trachea liegen. Aus ihm entspringen der Truncus brachiocephalicus, die A. carotis communis sinistra und die A. subclavia sinistra, und zwar wegen des schrägen Verlaufs des Bogens in hintereinanderliegenden Vertikalebenen. Die Gefäße werden von der Pleura mediastinalis überzogen.

Aorta thoracica. *Das Bruststück der großen Körperschlagader* reicht vom vierten Brustwirbel bis zum Hiatus aorticus des Zwerchfells am elften Brustwirbel. Es wird vom Oesophagus ventral gekreuzt und verläuft an der linken Seite der Wirbelkörper.

Venae brachiocephalicae. *Die Arm-Kopf-Blutadern* entstehen beide in Höhe des Articulus sternoclavicularis aus V. jugularis interna und V. subclavia. Da die Bildung der V. cava superior am Sternalansatz der zweiten Rippe rechts stattfindet, ist die linke V. brachiocephalica etwas länger als die rechte und kreuzt die aus dem Aortenbogen entspringenden Gefäße.

Vena cava superior. *Die obere Hohlvene* ist kurz. Sie reicht bis zur dritten Rippe und wird rechts von der Pleura bedeckt. Dicht vor ihr verläuft der rechte N. phrenicus, links grenzt sie an die Aorta ascendens und an den Arcus aortae, hinter ihr liegt der Lungenstiel. V. cava superior und V. cava inferior bilden eine Linie. Daher gibt es retrograde Embolien, etwa Lebermetastasen bei Melanosarkom des Auges.

Arteria pulmonalis. *Die Lungenschlagader* führt venöses Blut und hat ihre Klappen in Höhe des Sternalansatzes des dritten linken Rippenknorpels. Der rechte Ast verläuft schräg nach hinten oben unter dem Arcus aortae durch. Der linke Ast kreuzt den linken Bronchus und gelangt auf kürzestem Wege zum Lungenhilus. Die Teilungsstelle entspricht dem Sternalansatz des zweiten linken Rippenknorpels.

Nervi phrenici. *Die Zwerchfellnerven* gelangen über den M. scalenus anterior an dessen medialen Rand und zwischen A. und V. subclavia in das Mediastinum. Sie kreuzen die A. subclavia. Sie liegen lateral von den Nn. vagi und ventral vom Lungenhilus. Der rechte N. phrenicus verläuft zwischen V. cava inferior bzw. Perikard und Pleura mediastinalis zur oberen Zwerchfellfläche. Der linke gelangt, der Pleura mediastinalis angeschlossen, zur unteren Zwerchfellfläche. Die Phrenicusexairese bewirkt eine Lähmung des Zwerchfells mit Hochstand desselben. Damit können bei Tuberkulose die unteren Lungenabschnitte ruhiggestellt werden.

Nervi vagi. *Das zehnte Hirnnervenpaar* gelangt zwischen A. carotis communis und V. jugularis interna in den Mediastinalraum und kreuzt die A. subclavia. Der rechte N. vagus gibt den N. laryngicus recurrens um die A. subclavia ab und gelangt dorsal vom Lungenhilus zur Magenhinterwand. Der linke N. vagus gibt den N. laryngicus recurrens um den Arcus aortae ab und gelangt, ebenfalls dorsal vom Lungenhilus, zur Magenvorderwand.

Trachea. *Die Luftröhre* reicht vom siebenten Halswirbel zum fünften Brustwirbel und ist dreizehn Zentimeter lang. Die Pars cervicalis ist entsprechend der Beweglichkeit der Halswirbelsäule besonders dehnbar. Die Pars thoracalis bildet mit dem dahinterliegenden Oesophagus beiderseits eine Rinne für die Nn. laryngici recurrentes vagi. Die Bifurkation entspricht der Höhe des vierten Brustwirbelkörpers. Der rechte Stammbronchus auf dem die V. azygos reitet, ist entsprechend der größeren Entfaltung der rechten Lunge kürzer und weiter als der linke Stammbronchus. Wegen seines steileren Verlaufs gelangen aspirierte Fremdkörper meist in ihn hinein. Der rechte Bronchus ist im Verhältnis zum rechten Ast der A. pulmonalis eparteriell, der linke hyparteriell. Die Verzweigung der Luftröhrenäste ist dichotomisch. Sondierungen erfolgen bis zu einer Tiefe von 35 cm vom Zahnrande.

Mediastinum posterius

Oesophagus. *Die Speiseröhre* reicht vom unteren Rand des Krikoidknorpels in Höhe des sechsten Halswirbels bis zum Übergang in die Kardia des Magens, links von der Medianebene und drei Zentimeter unterhalb des Hiatus oesophagicus des Zwerchfells, in Höhe des elften Brustwirbels. Seine Länge beträgt 25 cm.

Der Anfang des Oesophagus ist vom Zahnwall 15 cm entfernt. Es beträgt also die Entfernung vom Zahnwall bis zur Kardia 40 cm, was für Sondierungen zu beachten ist.

Der Oesophagus hat eine Ausbiegung nach links in Höhe des dritten Brustwirbels und überragt dort den linken Rand der Trachea. Eine zweite Ausbiegung besteht nach rechts. Ihr Maximum liegt in Höhe des siebenten Brustwirbels.

Der Oesophagus hat drei Etagen und dazwischen zwei Ausweitungen. Die erste Enge wird gebildet durch die Cartilago cricoidea in Höhe des sechsten Halswirbels, die zweite Enge durch den Arcus aortae in Höhe des vierten Brustwirbels, die dritte Enge ist eine muskuläre Umklammerung durch den Hiatus oesophagicus in Höhe des elften Brustwirbels. Die Engen halten verschluckte Fremdkörper auf. Sie werden bei Säure- und Laugenvergiftungen sowie durch Neoplasmen besonders betroffen. Für die Sondierung darf mit einer minimalen Weite von zehn Millimetern gerechnet werden.

Der Halsabschnitt liegt dicht hinter dem Paries membranaceus tracheae und wird in Höhe des zweiten Brustwirbels von der A. carotis communis sinistra gekreuzt.

Im Brustabschnitt liegen hinter ihm die Aa. intercostales posteriores dextrae. Vor der Aorta thoracica bildet er eine langgezogene Spirale. Bei nach hinten gebeugtem Kopf wird der Oesophagus zwischen Trachea und Wirbelsäule eingeklemmt.

Nach der Passage des Hilus pulmonalis treten die Nn. vagi aus dem vorderen Mediastinum am Oesophagus entlangziehend ins hintere Mediastinum. Dabei liegt der linke N. vagus vor, der rechte hinter dem Oesophagus. Der kurze untere Abschnitt (= Pars abdominalis) erhält einen vollständigen Peritonealüberzug. Am linken Leberlappen wird die Impressio oesophagea gebildet.

Die Gefäße stammen aus dem Truncus thyreocervicalis der A. subclavia, aus der Aorta thoracica und abdominalis. Die Venen münden oben letzten Endes in die V. cava superior, unten in die V. portae (Ösophagusvarizen bei Pfortaderhochdruck).

Die Lymphgefäße gehen zu den Nodi lymphatici supraclaviculares, tracheales, tracheobronchiales und mediastinales posteriores.

Die Innervation erfolgt durch die Nn. vagi.

Vena azygos und hemiazygos. *Die unpaare rechte und halbunpaare linke Vene* sind die Fortsetzung der Vv. lumbales ascendentes. Sie nehmen die Vv. intercostales posteriores auf und sind in Höhe des achten Brustwirbels miteinander verbunden. Ihr Blut gelangt rechts in die V. cava superior, links in die V. brachiocephalica sinistra. Sie können den Blutkreislauf der V. cava inferior ausgleichen.

Ductus thoracicus. *Der Milchbrustgang* kommt aus der Cisterna chyli in Höhe des ersten Lendenwirbels und liegt zunächst rechts von Oesophagus und Aorta thoracica. In Höhe des vierten Brustwirbels tritt er hinter den Oesophagus, um im linken Venenwinkel zwischen V. jugularis interna und V. subclavia zu münden. Hier kann er von vorne gerade oberhalb der Clavicula leicht verletzt werden.

Systema nervorum sympathicum. *Die Grenzstränge des Sympathikus* bestehen aus Ganglien, die auf den Rippenköpfen liegen und von der Pleura bedeckt werden. Die drei Halsganglien geben die Nn. cardiaci cervicales superior, medius und inferior ab. Die fünften bis neunten Thorakalganglien bilden den N. splanchnicus major, der erst zur Seite, dann vor der Wirbelsäule liegt und zum Plexus coeliacus zieht. Die zehnten bis elften Thorakalganglien bilden den N. splanchnicus minor. Er verläuft lateral vom Nervus splanchnicus major und gibt Fasern zum Plexus coeliacus und Plexus renalis.

Bauch

Der Rumpfabschnitt Bauch wird begrenzt außen von der unteren Thoraxapertur, den Cristae iliacae und dem Sulcus inguinalis, innen vom Zwerchfell und der Linea arcuata.

An ihm werden unterschieden:

MURI VENTRIS = DIE BAUCHWANDUNGEN
CAVUM PERITONEALE = DIE EIGENTLICHE BAUCHHÖHLE
CAVUM RETROPERITONEALE = DER RÜCKWÄRTIGE BAUCHRAUM

Zur Orientierung werden folgende Linien gezogen:

Die obere Querlinie des Bauches, durch die tiefsten Punkte der zehnten Rippen.

Die untere Querlinie des Bauches, durch die höchsten und von vorn sichtbaren Punkte der Cristae iliacae.

Je eine Senkrechte auf der Mitte der Ligg. inguinalia.

Dadurch werden drei Etagen mit je drei Regionen bezeichnet.

Epigastrium mit Regio hypochondrica dextra, Regio epigastrica, Regio hypochondrica sinistra.

Mesogastrium mit Regio lateralis dextra, Regio umbilicalis, Regio lateralis sinistra.

Hypogastrium mit Regio inguinalis dextra, Regio pubica, Regio inguinalis sinistra.

MURI VENTRIS = DIE BAUCHWANDUNGEN

Die antero-laterale Bauchwand wird durch die Bauchdecken gebildet. Die oberflächliche Schicht besteht aus Haut mit subkutanem Fett- und Bindegewebe und der Fascia superficialis.

Die Spaltbarkeit der Bauchhaut geht von oben lateral nach unten medial. Am unteren Teil des Thorax verläuft sie fast horizontal. Das subkutane Fett ist verschieden stark ausgebildet. An der Nabelgrube fehlt es. Die Fascia superficialis schließt die Muskelschicht nach außen ab und setzt sich bis auf Scrotum und Penis fort.

Aa. intercostales posteriores und lumbales aus der Aorta, A. epigastrica superficialis und A. circumflexa ilium superficialis aus der A. femoralis sowie A. epigastrica superior aus der A. thoracica interna und A. epigastrica inferior aus der A. iliaca externa versorgen mit ihren Ästen die Hautschicht.

Die Venen verhalten sich entsprechend und bilden bei Stauungen im Gebiet der V. cava inferior einen Kollateralkreislauf für die untere Körperhälfte.

Die Hautnerven entstammen den Rami ventrales der Nn. intercostales.

Die Lymphgefäße sammeln sich oben in den Nodi lymphatici axillares, unten in den Nodi lymphatici inguinales.

Die mittlere Schicht besteht aus Bauchmuskulatur. Die Rektusscheide wird vorn oben und unten, hinten nur von oben bis zur Linea arcuata von der Aponeurose der breiten Bauchmuskeln, hinten unten von der Fascia transversalis mit dem Peritoneum parietale gebildet. Die Aponeurosen bilden die medianverlaufende Linea alba, in deren Mitte sich der Nabel befindet.

Der Nabel liegt in Höhe der Bandscheibe zwischen drittem und viertem Lendenwirbel. Am Nabel fehlt wie am Lid und am Penis die Tela subcutanea. Deswegen entsteht die Nabelgrube.

Innen konvergieren vier Stränge gegen den Nabel.

1. Die Chorda venae umbilicalis als obliterierte Vena umbilicalis. 2. Die Plica umbilicalis mediana als obliterierter Urachus. 3. und 4. die Plicae umbilicales laterales als obliterierte Aa. umbilicales. Der Nabel stellt ein Punctum minoris resistentiae der vorderen Bauchwand dar, an dem Hernien entstehen können. Die Austrittspforte wird durch den in der Linea alba ausgesparten sehnigen Ring des Anulus umbilicalis dargestellt.

Die Mm. obliqui externus und internus abdominis kreuzen sich fast rechtwinklig. Der M. transversus abdominis kommt von der Aponeurosis lumbodorsalis und geht an der Linea semilunaris in seine vordere Aponeurose über. Die gesamte Bauchmuskulatur wirkt als Bauchpresse. Der verschiedene Faserverlauf ist für die Laparatomien zu beachten.

Die Punktion erfolgt in der Mitte zwischen Nabel und Spina iliaca anterior superior , da hier die Verletzung größerer Muskelmassen und Arterien vermieden wird. Gefäße und Nerven entsprechen denen der oberflächlichen Schicht.

Die tiefe Schicht besteht aus Fascia transversalis und Peritoneum. Beide sind locker miteinander verbunden, besonders über der Blasengegend, wo das Spatium praevesicale entsteht. Mit der Linea alba und der Umgebung des Nabels ist das Peritoneum dagegen fest verwachsen.

Regio inguinalis. *Die Leistengegend* stellt einen schwachen Bezirk der vorderen Bauchwand dar. Einmal fehlt hier die Schicht des M. obliquus externus abdominis, dann wird durch den Deszensus der Keimdrüsen die Bauchwand durch den Processus vaginalis peritonei ausgestülpt. Hierdurch entsteht der Canalis inguinalis, durch den beim Weib das Lig. teres uteri, beim Mann der Funiculus spermaticus verläuft.

Der *Anulus inguinalis superficialis* wird durch die Faserung der Aponeurose des M. obliquus externus abdominis gebildet.

Mediale Umgrenzung: Lig. reflexum.
Laterale Umgrenzung: Fibrae intercrurales.
Obere Umgrenzung: Crus mediale.
Untere Umgrenzung: Crus laterale.

Der *Anulus inguinalis profundus* wird innen vom Peritoneum parietale überzogen und entspricht der Fossa inguinalis lateralis. Die Fossa inguinalis medialis ist eine flache Vertiefung in der Fascia transversalis. Ihre Projektion nach vorne entspricht dem Anulus inguinalis superficialis.

Mediale Umgrenzung: Lig. interfoveolare (Verstärkungszug der Fascia transversalis).
Laterale und
Obere Umgrenzung: M. transversus abdominis und dessen Aponeurose.
Untere Umgrenzung: Lig. inguinale.

Der Canalis inguinalis verläuft schräg zwischen beiden Ringen von innen oben lateral nach außen unten medial und hat vier Wände.

Vordere Wand: Aponeurose des M. obliquus externus abdominis.
Hintere Wand: Fascia transversalis.
Obere Wand: Mm. obliquus internus abdominis und transversus abdominis.
Untere Wand: Rinne des Lig. inguinale.

Der Funiculus spermaticus wird bedeckt von der Fascia cremasterica, einer Fortsetzung der Fascia superficialis, während der M. cremaster sich aus Fasern des M. obliquus internus abdominis herleitet. Mit dem Samenstrang verlaufen die Nn. ilioinguinalis und Ramus genitalis nervi genitofemoralis, die in Höhe der Spina iliaca anterior superior mit dem N. iliohypogastricus Verbindung haben. Zur Lokalanästhesie wird daher ein Zentimeter oberhalb und medianwärts von der Spina iliaca anterior superior (Überschneidungsgebiet von *Uhlenkamp)* injiziert.

Die Innenfläche des Trigonum inguinale wird nach Entfernung des Peritoneum parietale sichtbar. Das Lig. inguinale teilt die dortige Gegend in eine obere und eine untere Abteilung.

Oberhalb des Lig. inguinale liegt medial vom Lig. interfoveolare die Fossa inguinalis medialis nach medial begrenzt von der Falx inguinalis und lateralem

Rektusrand und lateral, entsprechend der Fossa inguinalis lateralis, der Anulus inguinalis profundus.

Unterhalb des Lig. inguinale liegt medial vom Arcus iliopectineus die Lacuna vasorum, an ihrem medialen Rand aufgefüllt vom Lig. lacunare, und lateral die Lacuna musculorum.

A. und V. epigastrica inferior ziehen lateral von der Plica inguinalis lateralis aufwärts und werden in Höhe des Leistenbandes durch den sich medianwärts um sie herumbiegenden und abwärts ziehenden Ductus deferens gekreuzt.

Es sind zwei Arten von Inguinalhernien zu unterscheiden:

Herniae inguinales indirectae sind meist angeboren. Sie treten durch den inneren Leistenring aus, entsprechend der Fossa inguinalis lateralis, laufen den Leistenkanal entlang und kommen am äußeren Leistenring zum Vorschein. Es sind schräge Leistenhernien.

Herniae inguinales directae sind immer erworben. Sie stülpen das Peritoneum in der Gegend der Fossa inguinalis medialis vor und treten ebenfalls am äußeren Leistenring heraus.

Außen unterscheiden sich beide Hernien durch ihre Lage zum Samenstrang. Die lateralen schrägen Hernien haben ihn unter sich zu liegen. Die medialen geraden Hernien haben ihn lateral von sich zu liegen.

Die hintere Bauchwand ist weniger hoch, aber weit mächtiger als die vordere. Sie wird gebildet von der Lendenwirbelsäule mit den anschließenden Mm. iliopsoas, quadratus lumborum und erector spinae. Am lateralen Rand des letzteren gelangt man in den Retroperitonealraum.

Die Aa. lumbales kommen direkt aus der Aorta.

Die Vv. lumbales münden in die V. cava inferior und in die Vv. lumbales ascendentes.

Die Nerven stammen aus dem Plexus lumbalis als Nn. iliohypogastricus, ilioinguinalis, genitofemoralis mit Rami femoralis und genitalis, cutaneus femoris lateralis, obturatorius und femoralis.

Das Trigonum lumbale inferior wird gebildet vom vorderen Rand des M. latissimus dorsi, vom hinteren Rand des M. obliquus externus abdominis und der Crista iliaca. Oberhalb dieses Dreieckes, nur vom M. latissimus dorsi überdeckt, befindet sich ein Feld, dessen Grund allein durch die Fascia lumbocostalis gebildet wird. Es wird begrenzt oben durch die zwölfte Rippe und den unteren Rand des M. serratus posterior inferior, medial durch den M. erector spinae, lateral durch den M. obliquus internus abdominis und heißt Spatium tendineum lumbale oder Trigonum lumbale superior. Hier können Hernien und Senkungsabszesse durchtreten. Bei Nierenoperationen müssen auf diesem präformierten Wege der N. subcostalis und der N. iliohypogastricus geschont werden, da es sonst zur Atrophie der Bauchmuskeln kommen kann.

Die obere Bauchwand wird durch das Zwerchfell (Diaphragma) dargestellt.

Das Zwerchfell hat drei muskulöse Ursprungsportionen, die in der Zentralsehne, Centrum tendineum, zusammentreffen. Dazwischen bestehen Lücken und Öffnungen für durchtretende Gebilde.

Pars sternalis entspringt von der hinteren Fläche des Processus xiphoideus sterni und dem hinteren Blatt der Rektusscheide.

Pars costalis entspringt von den sechs untersten Rippenknorpeln mit Zacken, welche zwischen jene des M. transversus abdominis greifen.

Pars lumbalis besteht aus einem Crus mediale und Crus laterale mit einem Zwischenschenkel.

Crus mediale entspringt mit einer rechten Sehne vom vierten Lendenwirbel und mit einer linken Sehne vom dritten Lendenwirbel. Beide Schenkel kreuzen sich und begrenzen mit dem zwölften Brust- und ersten Lendenwirbel den Hiatus aorticus, in dem auch rechts hinten die Cysterna chyli liegt. Mit einer zweiten Kreuzung darüber begrenzen sie den Hiatus oesophageus, durch den auch die Nn. vagi ziehen.

Crus laterale entspringt mit dem Arcus lumbocostalis medialis über dem M. psoas vom Corpus und Processus transversus des ersten Lendenwirbels und mit dem Arcus lumbocostalis lateralis über dem M. quadratus lumborum vom Processus transversus des ersten Lendenwirbels und der letzten Rippe.

Im Centrum tendineum befindet sich rechts hinten das Foramen venae cavae. Durch das Trigonum sternocostale oder *Larrey*sche Spalte gehen die Vasa thoracica interna in die Vasa epigastrica superiores über.

Durch das Trigonum lumbocostale können subphrenische Abszesse und Niereneiterungen ihren Weg nehmen und nach oben in die Pleurahöhle gelangen.

Durch das Crus mediale der Pars lumbalis treten der N. splanchnicus major nebst V. azygos und V. hemiazygos. Dadurch entsteht nach lateral der Zwischenschenkel. Durch diesen tritt der N. splanchnicus minor.

Durch das Crus laterale der Pars lumbalis verläuft der Grenzstrang des Sympathicus.

Das Zwerchfell hält die Eingeweide nach unten. Die rechte Kuppe steht durch die Leber höher als die linke. Bei unvollständigem Zusammenschluß der ventralen und dorsalen Zwerchfellanlage können schwache Stellen bestehen bleiben, durch die später Baucheingeweide als Zwerchfellhernien in den Brustraum gedrängt werden können. Häufiger sind erworbene Zwerchfellhernien im Anschluß an Schuß- und Stichverletzungen.

Der Peritonealüberzug fehlt in den Feldern des rechten Leberlappens am Hiatus oesophageus und der Pars lumbalis.

Die A. pericardiacophrenica und die A. musculophrenica kommen aus der A. thoracica interna, die Aa. phrenicae aus der Aorta abdominalis.

Die Venen verhalten sich entsprechend.

Die vorderen Lymphgefäße gehen zum Truncus bronchomediastinalis und Ductus thoracicus, die hinteren zu den Nodi lymphatici coeliaci.

Es bestehen Verbindungen zwischen Peritoneum und Pleura von der Leberoberfläche durch das Lig. falciforme hepatis und Trigonum sternocostale zum Mediastinum und zu den Halslymphknoten. Diese Wege sind für Entzündungsfortleitung und Metastasierungen zu beachten.

Die Nn. phrenici stammen aus dem Plexus cervicalis und können Verbindungen haben mit dem N. subclavius und N. hypoglossus. Die Phrenicusexairese bei Lungentuberkulose erfolgt im Halsabschnitt, vor dem M. scalenus anterior. Bei der Respiration erfahren durch die Ausdehnung der Recessus costodiaphragmatici hauptsächlich die seitlichen Teile des Zwerchfells eine starke Lageveränderung.

Die untere Bauchwand ist unvollständig. An der Linea terminalis grenzt der Bauchraum an den Raum des kleinen Beckens. Nach unten hinten wird die untere Bauchwand durch die Darmbeinschaufeln mit den Mm. iliaci gebildet. In der Fossa iliaca vereinigen sich der vom lateralen Umfang der Lendenwirbel kommende M. psoas mit dem M. iliacus zum M. iliopsoas, der durch die Lacuna musculorum zum Trochanter minor femoris verläuft.

Infolge der gemeinsamen osteofibrösen Loge gelangen Senkungsabszesse nicht in das kleine Becken, sondern in die Gegend des Trochanter minor femoris.

Innerhalb der Loge liegt der Plexus lumbalis mit seinen bei der hinteren Bauchwand genannten Stämmen.

Die Aa. iliacae communes liegen nach links und vorn von den gleichnamigen Venen. Die A. iliaca externa sinistra zeigt gleiches Verhalten. Die A. iliaca externa dextra überkreuzt die entsprechende Vene.

Der N. genitofemoralis verläuft auf dem vorderen Umfang der A. iliaca communis. Arterie und Vene werden vor ihrer Teilung vom Ureter gekreuzt. Dieser wieder wird lateralwärts vom Strang der A. testicularis und der V. testicularis gekreuzt. Längs der Crista iliaca anastomosieren A. iliolumbalis der A. iliaca interna und A. circumflexa ilium profunda der A. iliaca externa.

Alle diese Gebiete liegen subperitoneal.

Peritoneum. *Das Bauchfell* bildet einen Sack, der hinten, oben und auch unten von Eingeweiden eingestülpt ist. Es werden diese also vom Peritoneum viscerale überzogen, während das Peritoneum parietale den Bauchwänden innen anliegt. Die einstülpenden Eingeweide nehmen ihre Gefäße und Nerven mit, die dann in den Bauchfellduplikaturen (Mesenterien) zu liegen kommen. Das Peritoneum ist abgesehen von den Stomata der Lymphgefäße beim Manne allseitig geschlossen. Beim Weib besteht durch das Ostium abdominale tubae uterinae ein Weg nach außen und innen. Die Verklebungen zwischen beiden Bauchfellblättern werden verständlich durch die Entwicklungsgeschichte. Danach unterliegt das ursprünglich gerade Darmrohr Krümmungen, Drehungen — auch der Magen — und Schleifenbildungen sowie ungleichmäßigem Längenwachstum.

CAVUM PERITONEALE = DIE EIGENTLICHE BAUCHHÖHLE

Die Organe der Bauchhöhle bilden oberhalb des Colon transversum den

Drüsenbauch = venter glandularis

und unterhalb des Colon transversum den

Darmbauch = venter intestinalis.

Der Drüsenbauch enthält Leber mit Gallenblase, Magen, Milz, Zwölffingerdarm und Bauchspeicheldrüse.

Der Darmbauch enthält Dünndarm, Blinddarm mit Wurmfortsatz und Dickdarm. Der Darmbauch ist doppelt so groß wie der Drüsenbauch.

Venter glandularis

Ventriculus. *Der Magen* hat im leeren, kontrahierten Zustand die Form eines Zylinders, in erschlafftem Zustand die Form einer Tasche. In gefülltem Zustand dehnt sich der Magen in der Richtung von links oben nach rechts unten vorn. Er wird dabei nach abwärts gezogen und nimmt bei aufrechter Stellung Siphonform an. Im Liegen kommt die Stierhornform zustande.

Drei Viertel des Magens liegen in der Regio hypochondrica sinistra, ein Viertel in der Regio epigastrica. Die Kardia befindet sich in Höhe des zehnten Brustwirbels, entsprechend dem Knorpel der sechsten Rippe vorn. Der Pylorus liegt in Höhe des zwölften Brustwirbels und wird vorn vom Lobus quadratus der

Leber bedeckt. Der Fundus liegt etwas dorsal und lateral vom Planum cardiacum des Zwerchfells. Die kleine Kurvatur liegt am Rand des Processus xiphoideus sterni, die große Kurvatur grenzt unten an das Colon transversum.

Der Magen wird vollständig vom Peritoneum überzogen. Er wird befestigt durch Kardia und Pylorus, durch die Ligg. gastrocolicum und gastrolienale des Mesogastricum dorsale sowie durch das Omentum minus. Dieses hat drei regionäre Abschnitte, die nicht zu trennen sind: Lig. hepatoduodenale, Lig. hepatogastricum und Lig. gastrophrenicum.

Die syntopischen Beziehungen ergeben folgende Berührungsfelder:

Vorn: Facies phrenica, hepatica, libera seu epigastrica.

Hinten: Facies lienalis, renalis und suprarenalis, pancreatica, hepatica und colomesocolica.

Bei der Gastroenterostomia posterior, der Herstellung einer Verbindung zwischen Magen und Jejunum bei Unwegsamkeit des Pylorus, führt der Weg durch das Mesocolon und die Facies colomesocolica.

Aus der Aorta abdominalis entspringt der kurze Truncus coeliacus, der zur Magenversorgung die Aa. hepatica communis, lienalis und gastrica sinistra bildet.

Es verlaufen die A. gastrica sinistra aus dem Truncus coeliacus und die A. gastrica dextra aus der A. hepatica communis längs der kleinen Kurvatur. Längs der großen Kurvatur verlaufen die A. gastroepiploica dextra aus der A. gastroduodenalis der A. hepatica communis und die A. gastro-epiploica sinistra der A. lienalis. Ebenfalls aus der A. lienalis stammen die Aa. gastricae breves.

Die Venen entsprechen den Arterien und gehören zum Gebiet der V. portae, deren Stamm durch Vereinigung der V. mesenterica superior mit der V. lienalis dicht hinter dem Pankreaskopf gebildet wird. Längs der kleinen Kurvatur verläuft die A. coronaria ventriculi. Außerdem bestehen Verbindungen über die Vv. oesophagicae zur V. azygos. Bei Leberzirrhose können sie und die Venen der vorderen Bauchwand varikös werden. Die letzteren bilden dann das sog. Caput medusae.

Bei Magenkarzinom sind die Nodi lymphatici gastrici dextri und sinistri sowie die Nodi lymphatici lienales die ersten regionären Metastasenstationen, unterhalb des Hiatus aorticus gelegen. Die beiden ersten Gruppen verbinden sich mit den Nodi lymphatici coeliaci, die die zweite Station darstellen.

Der Truncus vagalis sinister gibt die Rami gastrici anteriores ab, der Truncus vagalis dexter die Rami gastrici posteriores. Die sympathischen Fasern stammen aus dem Ganglion coeliacum, das paarig auf dem Anfangsteil der Bauchaorta gelagert ist, und verlaufen mit den Gefäßen. Die Rami hepatici nervi vagi sinistri gelangen im Omentum minus zur Leberpforte. Sie können durch Neoplasmen gereizt werden. Da Vagusreiz Husten auslöst, gibt es dann einen Leber-Magen-husten.

Die Gastroptose ist meist physiologisch, der Schnürmagen durch das Korsett nicht immer pathologisch.

Operativ wird die Pars libera ventriculi erreicht durch einen Schnitt in Höhe des Knorpels der achten Rippe, parallel dem linken Rippenrand. Zum Pylorus, der wenig rechts von der Medianlinie liegt, geht man über der Mittellinie ein und schlägt dann den Lobus quadratus der Leber hoch.

Duodenum. Der erste Dünndarmabschnitt, *der Zwölffingerdarm,* hat die Form eines windschiefen Ringes, der nach links oben offen ist. Der Zwölffingerdarm reicht vom Pylorus bis zur Flexura duodenojejunalis und liegt außer drei Viertel der Pars superior retroperitoneal. Er hat vier Abteilungen mit verschiedenen syntopischen Beziehungen.

Die Pars superior liegt in Höhe des ersten Lendenwirbels und hat größte Beweglichkeit. Bei gefülltem Magen verläuft sie dorsoventral, bei leerem Magen quer. Sie berührt den Lobus quadratus der Leber, den Hals der Gallenblase (so daß die Möglichkeit des Steindurchbruchs gegeben ist), den oberen Umfang des Pankreaskopfes und das Colon transversum. Dorsalwärts verlaufen in dem Lig. hepatoduodenale des Omentum minus der Ductus choledochus rechts, die A. hepatica communis links, die V. portae hinten.

Die Pars descendens liegt in Höhe des ersten bis dritten Lendenwirbels. Sie wird von der Haftlinie des Mesocolon transversum gekreuzt und berührt rechts Nebenniere, Nierenhilus und Ureteranfang, V. cava inferior und Pankreaskopf. Dorsal tritt der Ductus choledochus mit dem Ductus pancreaticus hindurch. Ventral anastomosieren A. pancreaticoduodenalis superior mit A. pancreaticoduodenalis inferior.

Die Pars horizontalis der Pars inferior in Höhe des dritten Lendenwirbels wird von den Vasa mesenterica superiores überkreuzt und von Dünndarmschlingen überlagert. Sie berührt hinten Aorta und V. cava inferior, oben das Pankreas.

Die Pars ascendens der Pars inferior reicht bis zum zweiten Lendenwirbel und geht an seiner linken Seite in die Flexura duodenojejunalis über. Dort erhält der Darm ein Mesenterium.

Die A. pancreaticoduodenalis superior kommt aus der A. gastroduodenalis der A. hepatica communis. Die A. pancreaticoduodenalis inferior kommt aus der A. mesenterica inferior.

Die Lymphe fließt zu den Nodi lymphatici coeliaci. Operativ wird das Duodenum vom Pylorus aus erreicht.

Pankreas. *Die Bauchspeicheldrüse* hat etwa Fischform und ist von einer kapselartigen derben Bindegewebsschicht umgeben. Sie liegt etwa in Höhe des zweiten Lendenwirbels und besteht aus *Caput, Corpus und Cauda.*

Das Caput ist platt und aufgetrieben. Hinter ihm bilden V. lienalis und V. mesenterica superior die kurze V. portae. Die Häufigkeit der Leberabszesse in den Tropen wird dadurch erklärt. Bei der Amöbendysenterie gelangen nämlich die Erreger durch die kurze V. portae mit dem venösen Blut leicht in die Leber. Vor ihm anastomosieren A. pancreaticoduodenalis superior und inferior. Rechts verläuft der Ductus choledochus, links verlaufen die Vasa mesenterica superiores.

Das Corpus ist im Durchschnitt prismatisch, die Vorderfläche bildet die hintere Wand der Bursa omentalis. Die Hinterfläche deckt die A. und V. lienalis. Der Unterfläche liegen Dünndarmschlingen an. Längs der vorderen Kante verläuft die Haftlinie des Mesocolon transversum. Längs der oberen Kante verläuft die A. lienalis. Über die hintere Kante zieht die V. mesenterica inferior.

Die Cauda ist schmächtig und reicht bis zum Milzhilus. Sie ist zur Aufnahme des Magenfundus ausgebuchtet, reicht über den linken Nierenhilus und einen Teil der Vorderfläche der linken Niere und bedeckt die Vasa renalia sinistra.

Der Ductus pancreaticus verläuft der hinteren Fläche der Drüse näher als der vorderen.

Die Versorgung des Pankreas erfolgt durch die Äste des kurzen Truncus coeliacus mit Ausnahme der A. gastrica sinistra.

Die Lymphknoten sind nach allen Seiten zahlreich ausgebildet und liegen weit auseinander.

Operativ wird das Pankreas erreicht nach Durchtrennung des Lig. gastrocolicum des Mesogastricum dorsale, indem man dann unterhalb der großen Kurvatur und oberhalb des Mesocolon transversum in die Tiefe dringt.

Hepar. *Die Leber* hat die Form eines Keils und zeigt drei Flächen.

Die obere Fläche liegt in der Zwerchfellkuppel und wird durch das Lig. falciforme hepatis in einen rechten und einen linken Lappen zerlegt. Sie enthält die Impressio cardiaca.

Die untere Fläche enthält die Leberpforte und die Impressiones gastrica, duodenalis, colica, renalis, suprarenalis. Senkrecht zum Sulcus transversus der Leberpforte verläuft jederseits, parallel zueinander, eine Längsfurche. Die Fissura ligamenti teretis enthält das Lig. teres hepatis als unteren Rand des Lig. falciforme und setzt sich nach hinten fort in die Fissura ligamenti venosi mit der fötalen Nabelvenen-Hohlvenenverbindung. Rechts davon liegt die Fossa vesicae felleae und dahinter der Sulcus venae cavae. Zwischen den vorderen Abschnitten beider Längsfurchen liegt der Lobus quadratus, zwischen den hinteren Abschnitten der Lobus caudatus.

Die hintere Fläche enthält von rechts nach links die Verwachsungsfläche mit dem Zwerchfell, den Sulcus venae cavae, den Lobus caudatus, das Lig. venosum, die Impressio oesophagica.

Bei der Projektion der oberen Fläche der Leber auf die anterolaterale Brust- und Bauchwand lassen sich drei Zonen mit verschiedenen Inhalten unterscheiden. Es enthält die oberste Zone Interkostalmuskulatur, Komplementärraum, Lunge, Zwerchfell und Leber. Die mittlere Zone enthält im Komplementärraum keine Lunge mehr. Die unterste Zone enthält nur noch Interkostalmuskulatur und Leber. Hier besteht durch die vordere Bauchwand die beste operative Erreichbarkeit.

Der Leberstand entspricht dem des Zwerchfells. Rechts unterer Rand des vierten Rippenknorpels, links etwas tiefer. Der vordere, scharfe Leberrand zieht entlang dem Rand der zwölften Rippe, verläßt ihn da, wo die neunte Rippe an die achte ansetzt, verläuft schräg aufwärts durch die Regio epigastrica zum Ansatz der linken achten Rippe an die siebente. Bei tiefer Respiration verschiebt sich der vordere Leberrand um drei Zentimeter.

Die Leber erhält einen Peritonealüberzug, mit Ausnahme der rechten hinteren Fläche, durch das Lig. falciforme. Durch Breitenausdehnung der Leber wird das Lig. coronarium hepatis gebildet. Die Mesohepatica lateralia dextrum und sinistrum entstehen durch Peritonealduplikaturen.

Die Leber wird befestigt durch direkte Verbindung der hinteren Fläche des rechten Leberlappens mit der unteren Fläche des Zwerchfells, durch das Kissen der Eingeweide und durch den Druck der Bauchwand. Sie hängt daher nach Anlage eines Pneumoperitoneum – Lufteinblasung zwecks kontrastreicher Röntgenbilder – am Zwerchfell nach rückwärts und übt einen unangenehmen Zug aus.

Die Porta hepatis enthält rechts den Ductus hepaticus communis, links die A. hepatica, hinten die V. portae. Diese Gebilde werden umgeben von der Capsula fibrosa perivascularis, die auch die Interlobärsepta bildet.

Das Lig. hepatoduodenale des Omentum minus enthält rechts den Ductus choledochus, entstanden durch die Vereinigung des Ductus hepaticus mit dem Ductus cysticus, links die A. hepatica communis, hinten die V. portae. Außer einem Vagusast enthält es noch die für die Pylorusabgrenzung am Magen wichtige V. prepylorica, sympathische Nerven und Lymphgefäße.

Die oberflächlichen Lymphgefäße gelangen zu den Nodi lymphatici mediastinales anteriores und in den Ductus thoracicus. Die tiefen Lymphgefäße gelangen zu den Nodi lymphatici coeliaci. Oberflächliche und tiefe Lymphgefäße stehen untereinander in Verbindung.

Vesica fellea. *Die Gallenblase* hat die Form einer Birne. Sie ist neun Zentimeter lang, drei Zentimeter breit und faßt etwa vierzig Kubikzentimeter Inhalt.

Das Collum wird gebildet durch den Ductus cysticus. Es grenzt an die Flexura duodeni superior.

Das Corpus liegt der Pars superior duodeni an.

Der Fundus grenzt an die Flexura coli dextra. Er liegt am Schnittpunkt des lateralen rechten Rektusrandes mit dem Knorpel der achten Rippe.

Die obere Wand der Gallenblase ist mit der Leber verwachsen. Die untere Wand und der Fundus werden vom Peritoneum überzogen.

Die A. cystica aus der A. hepatica communis verläuft mit einem vorderen und einem hinteren Ast gegen den Fundus.

Die Lymphe gelangt zu den Nodi lymphatici hepatici.

Operativ wird der Fundus erreicht, wenn man parallel dem rechten Rippenbogen, fünf Zentimeter entfernt von diesem, in Höhe des achten Rippenknorpels eingeht.

Der Ductus cysticus verbindet sich mit dem Ductus hepaticus entweder spitzwinklig, parallellaufend oder spiralig.

Lien. *Die Milz* hat die Form einer Semmel. Sie ist zwölf Zentimeter lang, acht Zentimeter breit und vier Zentimeter dick. Sie liegt im linken Hypochondrium. Ihre Längsachse verläuft parallel der zehnten Rippe. Die Breite reicht etwa von der neunten bis zur elften Rippe. Der obere Pol ist etwa zwei Zentimeter vom Querfortsatz, vier Zentimeter vom Dornfortsatz des zehnten Brustwirbels entfernt. Der untere Pol reicht bis zur Linea costoarticularis, die vom Articulus sternoclavicularis zur Spitze der elften Rippe verläuft.

Die Milz hat sechs syntopische Felder: Facies diaphragmatica, gastrica, pancreatica, colica, renalis und suprarenalis.

Sie wird bis auf den Hilus von Peritoneum überzogen, dessen Duplikaturen die Ligg. phrenicolienalia, darin die A. und V. lienalis, und das Lig. gastrolienale des Mesogastricum dorsale, darin die Aa. gastricae breves, bilden.

Die Milz wird fixiert durch Eingeweidedruck und durch das napfartige Lig. phrenicocolicum. Schwillt die Milz an, dann strafft sich diese Falte. Der Napf wird dadurch zu einer flachen Schale und die Flexura coli sinistra wird geknickt. Dies hat eine rückläufige Welle der Flatus zur Folge.

Bursa omentalis. *Die Bauchfelltasche* hat ein spaltförmiges Lumen. Sie entsteht durch Verwachsung der vom Magen herabhängenden Bauchfellduplikatur mit dem Colon transversum. Durch das enge Foramen epiploicum steht sie mit der Bauchhöhle in Verbindung. Man erreicht ersteres, indem man an der unteren Fläche des rechten Leberlappens den Finger nach links und hinter das Lig. hepatoduodenale des Omentum minus vorschiebt. Der Finger fühlt:

Vorn das Lig. hepatoduodenale des Omentum minus.

Hinten die V. cava inferior.

Oben den Lobus caudatus hepatis.

Unten die Pars superior duodeni.

Der Recessus superior bursae omentalis liegt zwischen V. cava inferior, Oesophagus und Leber.

Der Recessus inferior bursae omentalis liegt zwischen Magen und Corpus pancreatis.

Der Recessus lienalis liegt zwischen den Ligg. phrenicolienalia und dem Lig. gastrolienale des Mesogastricum dorsale.

Die Hinterwand wird gebildet durch das Corpus und einen Teil des Caput pancreatis, Pars lumbalis des Zwerchfells und Mesocolon transversum.

Die Vorderwand wird gebildet durch die dorsale Wand des Magens und das Lig. gastrocolicum des Mesogastricum dorsale, Lig. hepatoduodenale des Mesogastricum ventrale und Pars hepatogastrica des Omentum minus.

Venter intestinalis

Intestinum tenue. *Der Dünndarm* wird vom Dickdarm eingerahmt. Er ist 2,5 bis 4,4 m lang. Davon entfallen drei Fünftel auf das Jejunum und zwei Fünftel auf das Ileum.

Jejunum. *Der Leerdarm* liegt links und am Nabel. Seine Schlingen verlaufen zuerst horizontal transversal, dann sagittal.

Ileum. *Der Krummdarm* liegt rechts und im kleinen Becken. Seine Schlingen verlaufen zuerst sagittal, dann horizontal transversal. Das letzte Ileumstück aszendiert.

Der Dünndarm wird fixiert an der Flexura duodenojejunalis durch den M. suspensorius duodeni und an der Valva ileocaecalis. Beweglich festgehalten wird er durch das Mesenterium dorsale commune.

Die Radix mesenterii verläuft vom zweiten Lendenwirbel links zur Articulatio sacro-iliaca dextra. Sie verläuft über die Pars ascendens duodeni, Aorta, Vasa testiculares dextrae (bez. ovaricae), und den rechten Ureter. Im Mesenterium befindet sich links die Arteria, rechts die Vena mesenterica superior. Außerdem enthält es etwa 180 Nodi lymphatici mesenterici, die bei Dysenterie von außen getastet werden können.

Intestinum crassum. *Der Dickdarm* ist 1,5 m lang. Taenien, Haustren und Appendices epiploicae sind seine charakteristischen Kennzeichen. Durch sein Verhalten zum Peritoneum werden einzelne Abschnitte unterschieden.

Intestinum caecum – Appendix vermiformis. *Blinddarm* und *Wurmfortsatz* werden für gewöhnlich vom Peritoneum überzogen und weisen mehrere Typen auf.

Beim fetalen Typ ist der Appendix vermiformis die direkte nach unten zugespitzte Fortsetzung des Darmrohres. Beim Übergangstyp ist der Appendix vermiformis gegen das Caecum deutlich abgesetzt. Beim Normaltyp ist der Wurmfortsatz nach der Seite der Ileumeinmündung verzogen, der extreme Typ zeigt ihn dicht an der Valva ileocaecalis.

Das Caecum liegt in der Fossa iliaca dextra. Es ist meist frei und nicht allzulang. Die Varietäten der Lage sind abhängig von der Länge und dem etwaigen Vorhandensein eines Mesocolon ascendens. Intra graviditatem kann ein mobiles und langes Caecum durch den Uterus aufwärts gelagert werden.

Der Appendix vermiformis ist neun Zentimeter lang und hängt frei ins kleine Becken hinab, wo er zu Ovarium und Tube in Beziehung treten kann. Er kann aber auch, hinten am Colon ascendens hochgeschlagen, zur Leber in Beziehung treten oder frei in die Bauchhöhle hineinragen.

Zwischen Caecum, Appendix vermiformis und Ileum ist das Mesenteriolum ausgespannt. In ihm verläuft am freien Rand die A. appendicis vermiformis aus der A. iliocolica der A. mesenterica superior unter dem Ileum hindurch.

Das Caecum wird versorgt aus den Aa. ilei und A. colica dextra der A. iliocolica.

Die Lymphe fließt zu den Nodi lymphatici iliocaecales und retrocaecales.

Von den Recessus iliocaecalis superior und inferior sowie retrocaecalis können Retroperitonealhernien ausgehen.

Der Einmündung des Ileum in das Caecum entspricht der *MacBurney*sche Punkt. Er liegt auf der Mitte der *Monroe*schen Linie, die von der Spina iliaca anterior superior dextra zum Nabel verläuft. Der Einmündung des Appendix vermiformis in das Caecum entspricht der *Lanz*sche Punkt, rechter Drittelpunkt der Linie zwischen den Spinae iliacae anteriores superiores. Da die Taenien auf die Appendix übergehen, findet man sie, wenn man die Taenia libera des verzogenen Dickdarmstückes verfolgt.

Intestinum colon. *Der Grimmdarm* hat vier Abteilungen.

Colon ascendens. *Der aufsteigende Grimmdarm* reicht von der Valva iliocaecalis bis zur Flexura coli dextra. Er liegt in der Rinne zwischen dem M. quadratus lumborum und dem Ursprung des M. transversus abdominus einerseits, dem M. psoas andererseits. Er verläuft über den unteren Teil der rechten Niere und mit der Flexura coli dextra über die Pars descendens duodeni. In der Hälfte der Fälle hat er ein kurzes Mesocolon.

Colon transversum. *Der Quergrimmdarm* liegt in den Regiones hypochondricae dextra und sinistra sowie in der Regio epigastrica. Er reicht von der Flexura coli dextra bis zur höherliegenden Flexura coli sinistra. Beide Flexuren liegen weiter dorsal und höher als der Mittelteil des Colon transversum, der tief ausgebogen bis in die Regio umbilicalis herabhängen kann. Die Flexura coli dextra macht eine sanfte Biegung. Die Flexura coli sinistra wird durch das Lig. phrenicocolicum stark winklig emporgezogen, so daß bei Milzschwellung der Darm abgeknickt werden kann. Bei scharfer Knickung treten Schmerzen auf. Sie können durch Lateralanastomose behoben werden, indem Colon transversum und Colon descendens eine kurze Strecke einander parallel gelegt werden.

Über dem Colon transversum liegt die Hinterwand des Magens, unter ihm Jejunum und Ileum. Rechts wird je nach Füllung und Gasbildung Leber und Gallenblase, links die Milz berührt.

Das Mesocolon transversum verläuft mit seiner Bauchwandanheftungslinie von der rechten Niere über Pars descendens duodeni, Pankreaskopf, vordere Pankreaskante zur linken Niere.

Colon descendens. *Der absteigende Grimmdarm* reicht von der Flexura coli sinistra bis zum Beginn des Colon sigmoideum an der Crista iliaca. Er liegt in der Regel weiter lateral als das Colon ascendens und besitzt wie dieses in der Hälfte der Fälle ein kurzes Mesocolon.

Colon sigmoideum. *Der S-förmige Grimmdarm* beginnt in Höhe der Crista iliaca und endet zwischen zweitem und drittem Sakralwirbel. Er hat einen Kolon- und einen Rektumschenkel. Das Colon sigmoideum besitzt wie das Colon transversum ein Mesocolon sigmoideum. Dieses sichert ihm freie Beweglichkeit, so daß es unter Umständen bis an die Leber heranreichen kann. Die Ansatzlinie des Mesocolon sigmoideum ist spitzwinklig geknickt. Sie bildet den nach unten offenen Recessus intersigmoideus, in dessen Spitze der linke Ureter liegt. Das Colon sigmoideum ist durch die Rektoskopie der Untersuchung zugänglich.

Die Blutversorgung des Darms erfolgt durch die Mesenterialgefäße. Die A. mesenterica superior verläuft zwischen den Blättern des Mesenteriums und gibt nach links die Rami mesenteriales, jejunales und ilei ab; rechte Äste sind die A. iliocolica, colica dextra und media.

Die A. mesenterica inferior verläuft nicht im Mesenterium. Sie gibt ab die A. colica sinistra, sigmoideae und rectalis superior.

Die Arterien bilden Bogen erster, zweiter und dritter Ordnung, sog. Arkaden, und gelangen dann zum Darm. Ist der Weg verlegt, so sind genügend Kollateralen vorhanden. Die Venen verhalten sich entsprechend.

Hinter den Gefäßen bilden sich die großen Plexus coeliacus und aorticus abdominalis sowie Äste des N. vagus und des Truncus sympathicus. Die sympathischen Fasern verlaufen mit den Gefäßen zu allen Eingeweiden.

Parallel den Gefäßen verlaufen die Vasa lymphatica zu den Nodi lymphatici mesenterici. Deren Vasa efferentia bilden die Trunci intestinales, die mit den Trunci lumbales in die Cysterna chyli münden.

Der Situs inversus totalis ist wie bei der Brusthöhle das Spiegelbild des normalen Situs. Häufiger ist allerdings der Situs inversus partialis, wobei die Darmschlingen unter sich verlagert sind.

CAVUM RETROPERITONEALE

Der rückwärtige Bauchraum liegt hinter dem dorsalen Teil des Peritoneums, vor der hinteren Wand der Bauchhöhle und entspricht seitlich dem hintersten Teil der anterolateralen Bauchwand. Die obere Grenze entspricht der Höhe des Peritonealumschlages auf Leber, Magen und Milz. Die untere Grenze wird in Höhe des Promontoriums angenommen.

Die Gebilde des Retroperitonealraumes sind die Nieren, Nebennieren und Ureteren, Aorta abdominalis und V. cava inferior, Nerven und Lymphgefäße.

Renes. *Die Nieren* haben Bohnenform. Es werden unterschieden Facies anterior und posterior, Margo medialis und lateralis, oberer und unterer Pol. Sie liegen in den Regiones lumbales. Die rechte Niere steht wegen der Leber tiefer als die linke. Die gewöhnliche Höhe erstreckt sich vom oberen Rand des zwölften Brustwirbels bis zum unteren Rand des dritten Lendenwirbels, doch ist ein Höhenstand vom elften Brustwirbel bis zum fünften Lendenwirbel noch normal. Die zwölfte Rippe schneidet die Niere an der Grenze zwischen oberem und unterem Drittel. Bei Nierenektopie ist die Niere in der Mittellinie angelegt. Bei der Hufeisen- oder Kuchenniere sind die Nieren besonders am unteren Pol miteinander verwachsen.

Glandulae suprarenales. *Die Nebennieren* sind halbmondförmig abgeplattet und mit den Nieren innig verbunden. Sie liegen auf den Nieren in den Regiones hypochondricae. Nach hinten grenzen beide an das Crus mediale der Pars lumbalis des Zwerchfells.

Die rechte Nebenniere ist dreieckig und berührt oben die Leber, median die V. cava inferior.

Die linke Nebenniere ist flach und berührt vorn das Pankreas, lateral die Milz. Die Blutversorgung ist sehr reichhaltig.

Beide Organe, Nieren und Nebennieren, werden überzogen von der Capsula fibrosa. Sie ist an den Nieren als Capsula fibrosa renis besonders stark ausgebildet. Darüber liegt die Capsula adiposa renis, besonders hinten, die bei Menschen und Tieren das feinste Fett enthält. Beim Schwund dieses pararenalen Fettpolsters kann es zur sog. Wanderniere kommen. Eine geringe Beweglichkeit in Abhängigkeit von Respiration und Körperhaltung ist physiologisch.

Die Fascia subperitonealis bildet die eigentliche Befestigung der Nieren. Sie kommt von lateral und teilt sich nach medial in die Lamina praerenalis und die Lamina retrorenalis. Die Lamina praerenalis verbindet sich medianwärts über die großen Gefäße hinweg mit der Lamina praerenalis der anderen Seite. Die Lamina retrorenalis verbindet sich medianwärts mit der Psoasfascie. Beide Blätter verbinden sich nach cranial und lateral, während sie nach caudal medial getrennt bleiben. Die Niere liegt also in einem spindelförmigen Kanal, der sich nach caudal und medial öffnet.

Beide Nieren berühren nach hinten die Pars lumbalis des Zwerchfells und die Mm. quadratus lumborum, obliquus internus abdominis und transversus abdominis.

Die rechte Niere berührt Colon ascendens, Pars descendens duodeni, V. cava inferior und indirekt durch das Peritoneum die Leber.

Die linke Niere berührt Mesocolon transversum, Colon descendens, Cauda pancreatis, Aorta abdominalis und indirekt durch das Peritoneum Milz, Magen und Colon transversum.

Das Nierenbecken ist je nach Größe der Nierenkelche mehr oder weniger geräumig. Es wird überlagert von der Nierenarterie, die wieder die Nierenvene vor und über sich hat. Die Reihenfolge von oben nach unten sowie von ventral nach dorsal ist also beiderseits Vene, Arterie, Ureter.

Der Ramus anterior der Nierenarterie versorgt drei Viertel, der Ramus posterior ein Viertel der Niere. Das Nierenbecken wird daher von lateral eröffnet, indem man am lateralen Rand der Niere zwischen vorderem und hinterem Gefäßgebiet einschneidet und so die Durchtrennung größerer Gefäßstämme vermeidet. Die Venen verhalten sich entsprechend.

In die längere linke Nierenvene mündet die V. testicularis sinistra. Die V. testicularis dextra mündet direkt in die V. cava inferior.

Die Lymphe fließt zu den Nodi lymphatici lumbales.

Der operative Weg zur Niere führt durch die hintere Bauchwand, damit extraperitoneal gearbeitet werden kann. Er wurde bei der Topographie der hinteren Bauchwand bereits beschrieben.

Ureteren. *Die Harnleiter* liegen mit der Pars abdominalis auf der Psoasfascie unter dem Peritoneum parietale, rechts von der Pars descendens duodeni, links vom Colon transversum überlagert. Sie ziehen caudal, medial, ventral und werden gekreuzt von den Vasa testiculares. Außerdem wird der linke Ureter gekreuzt von den Vasa colica sinistra, der rechte kann die V. cava inferior streifen. Nachdem die Ureteren die Vasa iliaca communia in Höhe ihrer Teilung gekreuzt haben, beginnt die Pars pelvina, die bei der Topographie des Beckens näher zu besprechen sein wird. Eine Spaltung kann sowohl den obersten Teil als auch den ganzen Ureter betreffen.

Aorta abdominalis. Der Bauchteil der *großen Körperschlagader* beginnt am Hiatus aorticus des Zwerchfells in Höhe des zwölften Brustwirbels und reicht bis zur Teilung in die Aa. iliacae communes in Höhe des vierten Lendenwirbels. Sie setzt sich gradlinig in die schmächtige A. sacralis mediana fort. Die Aorta abdominalis liegt genau in der Mittellinie auf den Wirbelkörpern. Rechts neben ihr verläuft die V. cava inferior, die sich nach oben immer weiter von ihr entfernt. Links von der Aorta abdominalis verläuft der linke Grenzstrang des Sympathicus. Der rechte Grenzstrang liegt immer hinter der V. cava inferior. Die Aorta abdominalis ist vom Plexus aorticus abdominalis umgeben wie eine vom Efeu umrankte Eiche. Die Fasern bekleiden alle Gefäße. Unpaare Äste sind A. sacralis mediana, der Truncus coeliacus, A. mesenterica superior und inferior. Paarig sind die Aa. phrenicae abdominales, suprarenales, renales, vier lumbales — die fünften kommen aus der A. sacralis mediana —, testiculares und iliacae communes.

Vena cava inferior. *Die untere Hohlvene* hat nur paarige Wurzeln. Die unpaaren entsprechen der V. portae. Die linke V. iliaca communis liegt medianwärts von der Arterie, die rechte lateral. Die V. testicularis geht links in die V. renalis, rechts in die V. cava inferior. Dicht unterhalb des Zwerchfells münden die Vv. hepaticae. Die Va. lumbales sind durch Längsanastomosen miteinander verbunden und können bei Unwegsamwerden der V. cava inferior durch ihre Fortsetzung in die V. azygos und hemiazygos einen zweiten Abfluß bilden. Einen dritten Abfluß bilden die Längsvenen der vorderen Bauchwand, die besonders bei Unwegsamwerden der Pfortader sich ausweiten.

Vasa lymphatica. *Die Lymphgefäße* der unteren Extremitäten, des Beckens und der Eingeweide sammeln sich zu zahlreichen Nodi lymphatici lumbales, die längs der Gefäße liegen und mit den Nodi lymphatici iliaci verbunden sind. Die Trunci lumbales bilden mit den Trunci intestinales in Höhe des zwölften Brustwirbels die Cysterna chyli, aus der der Ductus thoracicus hervorgeht.

Systema nervorum sympathicum. *Die Grenzstränge des Sympathicus* liegen der vorderen Fläche der Lendenwirbelkörper an. Sie bilden den primären oder Stammplexus, Plexus aorticus abdominalis. Da von diesem Plexus zahlreiche Äste nach allen Seiten ausstrahlen, wird er auch Plexus solaris genannt.

Sekundäre Plexus sind diejenigen Geflechte, die sich den der Aorta abdominalis entspringenden Gefäßen anschließen. Also Plexus suprarenalis, renalis, hepaticus, lienalis, mesentericus superior und inferior, testicularis (bez. ovaricus), und hypogastricus.

Die Fossa iliaca mit dem Plexus lumbalis aus den Rami ventrales des zwölften Thorakal- und den ersten bis vierten Lumbalnerven ist bei der Topographie der unteren Bauchwand bereits beschrieben worden.

Becken

Das Becken im weiteren Sinne, Pelvis sensu latiore, besteht aus großem und kleinem Becken. Grenze ist die Linea terminalis.

Das große Becken enthält die Fossa iliaca, beschrieben beim Kapitel „Bauch", und die Regio glutaea, beschrieben beim Kapitel „Bein".

PELVIS SENSU STRICTIORE = DAS BECKEN IM ENGEREN SINNE

Das kleine Becken ist das *Becken im engeren Sinne.* Seine Wandungen sind bei Mann und Weib gemeinsam, seine Inhalte gesondert zu beschreiben.

Die Wandung des kleinen Beckens besteht aus den Ossa pubis, ischii, ilium und Os sacrum.

Frakturen verlaufen häufig durch die das Foramen obturatum umgrenzenden Schambeinäste sowie in der Nähe der Articulatio sacro-iliaca. Ferner wird das exponierte Steißbein häufig frakturiert.

Die Incisura ischiadica major wird durch das Lig. sacrospinale zum Foramen ischiadicum majus und weiter die Incisura ischiadica minor durch das Lig. sacrotuberale zum Foramen ischiadicum minus. Weitere Öffnungen entstehen durch das Hinzutreten von Muskeln.

Der M. piriformis teilt das Foramen ischiadicum majus in die Foramina supra- und infrapiriforme. Durch das Foramen suprapiriforme verlaufen der N. glutaeus superior sowie A. und V. glutaea superior. Durch das Foramen infrapiriforme verlaufen N. glutaeus inferior sowie A. und V. glutaea inferior, N. ischiadicus und N. cutaneus femoris posterior.

Der M. obturatorius internus tritt durch das Foramen ischiadicum minus. Mit ihm verlaufen N. pudendus, A. und V. pudenda interna. In der Membrana obturatoria befindet sich oben lateral der Eingang in den Canalis obturatorius, durch den der N. obturatorius sowie die A. und V. obturatoria verlaufen. Die A. obturatoria hat eine besondere Bedeutung für die Reposition von Femoralhernien.

Femoralhernien verlaufen sowohl durch den inneren Schenkelring — der zwischen V. femoralis und Lig. lacunare gelegene Teil der Lacuna vasorum — als auch durch den äußeren Schenkelring, den Hiatus saphenus. Die A. obturatoria soll in der Regel durch Rami pubici mit der A. epigastrica inferior anastomosieren. Kommt sie aber direkt aus der A. epigastrica inferior, so verläuft sie am lateralen Rand des Lig. lacunare und kann dort bei der blutigen Erweiterung der einklemmenden Bruchpforte gefährlich verletzt werden. Daher die Bezeichnung Corona mortis.

Die genannten Muskeln werden von der Fascia pelvis parietalis überzogen. Diese enthält einen sehnigen Verstärkungszug (Arcus tendineus fasciae pelvis), von dem der M. levator ani entspringt. Gleichzeitig entspringt dort die Fascia pelvis visceralis, die über die obere Fläche des M. levator ani verläuft und sich medianwärts auf die Beckeneingeweide umschlägt.

Der M. levator ani und der M. coccygicus bilden mit dem Steißbein und dem Lig. anococcygeum das nach unten konvexe Diaphragma pelvis, welches vorn eine Lücke, das sog. Levatortor oder Trigonum urogenitale bildet.

Bei Tätigkeit der Bauchpresse drückt der M. levator ani nach unten. Dabei wird das Rectum wie eine Tube ausgequetscht.

Am *Becken sind drei Etagen zu unterscheiden.*

1. *Das Cavum pelvis peritoneale* wird gebildet durch das Peritoneum, das in das Becken hinabsteigt und sich auf die Beckeneingeweide umschlägt. Dadurch entstehen die Excavationes rectovesicalis, rectouterina und vesicouterina.
2. *Das Cavum pelvis subperitoneale* wird gebildet durch das Peritoneum und die obere, von der Fascia pelvis visceralis überzogene Fläche des M. levator ani. Es ist das Parametrium und enthält Bindegewebe, Nerven und Gefäße.
3. *Das Cavum pelvis subcutaneum* wird gebildet von der unteren Fläche des M. levator ani und den Hautdecken des Dammes. Es ist die Fossa ischiorectalis.

Hauptarterie des Beckens ist die A. iliaca interna aus der A. iliaca communis. Sie wird unterbunden extraperitoneal in Höhe der Linea terminalis. Ihre parietalen Äste sind die Aa. obturatoria, glutaea superior und inferior und pudenda interna. Die Venen verhalten sich entsprechend.

Viscerale Äste der A. iliaca interna sind die Aa. uterina, vesicalis inferior und rectalis media. Die Venen bilden die Plexus venosi.

Der N. obturatorius verläuft durch das Becken. Die Nerven für Becken und Beckeneingeweide stammen aus dem Plexus lumbosacralis. Sympathische Fasern verlaufen mit den Gefäßen und bilden Plexus an den Beckeneingeweiden.

Die Nodi lymphatici iliaci interni sind Hauptsammelstellen für die Lymphsysteme der Beckeneingeweide.

ORGANA PELVIS MASCULINA = DIE GEBILDE IM MÄNNLICHEN BECKEN

Männliche Beckeneingeweide sind der Mastdarm, die Harnblase, die Vorsteherdrüse, die Samenblasen und die Samenleiter.

Intestinum rectum. *Der Mastdarm* reicht von der Vorderfläche des dritten Sakralwirbels, wo das Mesocolon sigmoideum ein Ende nimmt, bis zum Beginn des Canalis analis.

Die Pars ampullaris recti ist als Flexura sacralis recti mit ihrer Konkavität nach vorn gerichtet.

Die Flexura perinealis recti ist mit ihrer Konkavität nach hinten und oben gerichtet. Das Rektum besitzt keine Taenien. Es wird allseitig von dicker Längsmuskulatur umgeben. Innen befinden sich die Plicae transversales recti, deren größte, etwa sechs Zentimeter über dem Anus, als Valvulae anales bezeichnet werden.

Hinter der Ampulla recti liegen der dritte bis fünfte Sakralwirbel. Darauf verlaufen die A. sacralis mediana aus der Aorta abdominalis und die Aa. sacrales laterales aus der A. iliaca interna sowie der Grenzstrang des Sympathicus. Seitlich befinden sich die Fossae pararectales des Peritonealraumes mit Darmschlingen. Vorn oben entstehen Beziehungen zum Peritoneum, das in der Excavatio rectovesicalis tief herabsteigen kann. Es ist dann die Möglichkeit zu Eingeweidebrüchen gegeben. Vorn unten entstehen Beziehungen zum Blasengrund, zur Prostata, zu den Samenblasen und den Ductus deferentes.

Die Harnblase kann an ihrer Hinterfläche vom Rektum aus extraperitoneal zur Punktion erreicht werden. Blase und Prostata werden von der bei Füllung sich nach vorn ausdehnenden Ampulla recti gehoben. Der Canalis analis erfährt durch Spinkterenmuskulatur eine Wandverstärkung. Innen befinden sich in der Nähe des Anus die Columnae und Sinus anales, die durch den ringförmigen Plexus venosus rectalis bedingt werden.

Die A. rectalis superior aus der A. mesenterica inferior versorgt die Ampulla recti. Die Aa. rectalis mediae aus der A. iliaca interna gelangen zum unteren Teil der Ampulla recti. Die Aa. rectales inferiores aus der A. pudenda interna verlaufen zur Haut der Analöffnung.

Die Venen sammeln sich aus dem ringförmigen Hämorrhoidalplexus und verlaufen dann mit den Arterien.

Sympathische Nerven begleiten die Aa. rectales superior und media. Nn. perinei und Nn. rectales inferiores aus dem N. pudendus gelangen zum Anus.

Das Rektum ist der Endoskopie zugänglich. Der operative Zugang erfolgt nach Kraske von hinten nach Resektion des Steiß- und eines Teils des Kreuzbeins.

Vesica urinalis. *Die Harnblase* liegt zwischen Symphyse und Ampulla recti. Sie ist bei mittlerer Füllung eiähnlich geformt, mit dem Apex oben und dem Fundus unten.

Sie kann über einen Liter Flüssigkeit fassen, doch sollen zu Ausspülungen nicht mehr als 300 ccm eingefüllt werden.

Im Fundus bilden das Ostium urethrae internum und die beiden Uretermündungen das Trigonum vesicae. Die Uvula wird durch den Mittellappen der Prostata bedingt. Hinter der Plica interureterica lagern sich gern Steine ab.

Die Blase wird befestigt durch das Diaphragma urogenitale, eine derbe Faserplatte, die das Levatortor abschließt, durch die Fascia pelvis visceralis mit den Ligg. puboprostatica und pubovesicalia und durch die bei der Topographie der anterolateralen Bauchwand beschriebenen Plicae umbilicales.

Das Peritoneum überzieht die Blase oben und hinten und kann sich infolge von Reservefalten bei der Füllung der Blase verschieben.

Oben vorn liegt das Spatium retropubicum, oben hinten die Ileumschlingen. Unten vorn liegen Prostata, Plexus prostaticus und vesicalis, unten hinten Samenblasen und Ductus deferentes mit Ampullen.

Der Höhenstand ist abhängig von der Füllung des Rektum und von der Füllung der Blase selbst. Stark gefüllt liegt sie der Rektusscheide an. Da sie im Emporsteigen das Peritoneum von der vorderen Bauchwand abhebt, kann sie dort ohne Verletzung des Peritoneums punktiert werden. Der operative Zugang wird ebenfalls von vorn gewählt. Die Blase ist der perkutorischen, der zystoskopischen sowie vom Rektum aus der digitalen Untersuchung zugänglich.

Die Aa. vesicales superiores stammen aus der A. umbilicalis, die A. vesicalis inferior aus der A. iliaca inferior.

Die Venen bilden die Plexus pudendalia.

Die Lymphe fließt zu den Nodi lymphatici iliaci und lumbales.

Sympathische Fasern stammen aus dem Plexus iliacus. Sie bilden mit Fasern des Plexus sacralis der Spinalnerven den Plexus vesicalis.

Pars pelvina ureteris. *Der Beckenteil des Harnleiters* gelangt medial von Gefäßen und Nerven des kleinen Beckens vom Peritoneum bedeckt zum Fundus der Harnblase. Beide Ureterenabschnitte ziehen an den Kuppen der Samenblasen lateral vorbei, unterkreuzen in deren Höhe die medial liegenden Ductus deferentes und treten in einem mittleren Abstand von 4,5 cm schräg durch die Blasenwand.

Von allen Seiten erhält der Ureter kleine Gefäße, so daß er schlecht zu isolieren ist. Wegen seiner lockeren Wand ist die Ureternaht sehr schwierig. Die Muskelzüge bilden keine geschlossenen Bündel und das Übergangsepithel regeneriert schlecht.

Organa genitalia interna masculina

Prostata. *Die Vorsteherdrüse* ist dreieckig, kastanienförmig. Ihre Basis liegt oben, die Spitze unten im Trigonum urogenitale. Sie umgibt die Pars prostatica urethrae ringförmig. In diese münden auf dem Colliculus seminalis die Ductus ejaculatorii, die den Mittellappen abgrenzen, durch dessen häufige Altershypertrophie die Harnröhre verlegt werden kann.

Die Prostata wird befestigt durch das Diaphragma urogenitale und die Ligg. puboprostatica der Fascia pelvis visceralis.

Sie berührt Blasengrund und -hals, Samenblasen, Ampullen der Ductus deferentes, M. levator ani und Plexus vesicalis.

Sie wird wie die Harnblase versorgt.

Der operative Zugang erfolgt entweder von oben über Symphyse und Blase oder unten vom Damm aus.

Vesiculae seminales. *Die Samenbläschen* liegen an der Hinterwand der Harnblase. Ihre Längsachse verläuft von oben lateral nach unten medial. Sie sind in die Fascia pelvis visceralis eingeschlossen und werden von einem dichten Venen- und Nervenplexus umgeben. Ihre Kuppen werden vom Peritoneum bedeckt. Ihre Ductus excretorii vereinigen sich medial mit den Ductus deferentes zu den Ductus ejaculatorii. Die Versorgung entspricht der der Harnblase.

Ductus deferentes. *Die Samenleiter* bilden die Fortsetzung der Ductus epididymidis. Sie besitzen eine dicke Muskelwand und gelangen mit dem Samenstrang an seiner hinteren medialen Seite durch den Leistenkanal.

Man unterscheidet an dem etwa 60 cm langen Strang die Partes epididymica, funicularis, inguinalis und pelvina.

Am inneren Leistenring verläuft er abwärts zum kleinen Becken, kreuzt den Ureter und schwillt medial neben der Samenblase zur Ampulle an. Er wird versorgt von der A. ductus deferentis der A. umbilicalis.

Perineum virile. *Der männliche Damm* liegt in der Regio perinealis. Diese entspricht dem Perineum masculinum und wird knöchern begrenzt durch den Beckenausgang mit Arcus pubis, Ramus ossis ischii, Tubera ischiadica, Lig. sacrotuberale und Kreuz-Steißbein. Durch die Verbindungslinie zwischen Tubera ischiadica werden zwei mit der Basis zueinander gekehrte Dreiecke begrenzt, die Trigona urogenitale und rectale.

Trigonum urogenitale. *Das Harn- und Geschlechtsorgan-Dreieck* enthält zwischen Fascia superficialis perinei unten und Diaphragma urogenitale oben Bulbus penis mit Pars spongiosa urethrae sowie die Crura penis, bedeckt von den Mm. bulbocavernosus und ischiocavernosus, außerdem die A. pudenda interna und den N. pudendus.

Die Fascia perinei superficialis kommt von den benachbarten Regionen und geht auf den Penisschaft über.

Das Diaphragma urogenitale ist vorn abgestumpft, nahezu dreieckig und besteht im wesentlichen aus der Platte des M. transversus perinei profundus mit dem M. sphincter urethrae, eingeschlossen in entsprechende Faszienblätter. In ihm liegt die Glandula bulbourethralis mit langem Ausführungsgang.

Zwischen dem Lig. arcuatum pubis mit scharfem unterem Rand, und der vorderen, durch das Lig. transversum perinei verstärkten Kante des M. transversus perinei profundus bleibt eine Lücke frei für den Durchtritt der V. dorsalis penis, die bei der Erektion leicht komprimiert wird.

Die A. pudenda interna verläuft mit dem N. pudendus. Sie gibt ab die A. bulbi penis, die A. urethralis, A. profunda penis und A. dorsalis penis.

Trigonum rectale. *Das Mastdarmdreieck* enthält zwischen Dammhaut und Fascia perinei superficialis unten und Diaphragma pelvis oben zu beiden Seiten die keilförmige Fossa ischiorectalis, in der Mitte den Anus.

Dieser ist ein sagittaler Spalt, der seitlich von den Fasern des willkürlich innervierten M. sphincter ani externus umgeben wird, die sich vor und hinter ihm durchflechten. Der M. sphincter ani internus ist dagegen als unterer verstärkter Teil der rektalen Ringmuskulatur ein Ringmuskel.

Die Fossa ischiorectalis reicht mit der Spitze des Keils bis zum Arcus tendineus fasciae pelvis. Die Grundfläche bildet die Haut der Dammgegend. Lateral liegen Tuber ischiadicum und M. obturatorius internus, medial M. levator ani. Nach vorn erstreckt sie sich unter den M. transversus perinei superficialis, nach hinten unter die Mm. glutaei.

Sie enthält Fett, Bindegewebe, Nerven und Gefäße, die zur Unterbindung medial vom Tuber ischiadicum erreicht werden.

Die A. pudenda interna und der N. pudendus verlaufen am Rande der Fossa ischiorectalis im Canalis pudendalis, der von der Fascia obturatoria gebildet wird. Ihre Äste versorgen das Analgebiet. Die Venen verhalten sich entsprechend.

Die Nn. rectales inferiores und die Nn. perinei gelangen zum Anus und zum Canalis analis sowie zur Haut; die Nn. scrotales posteriores nach vorn zum Scrotum.

Die Lymphe fließt zu den Nodi lymphatici inguinales. Entzündliche Prozesse verbreiten sich in der Fossa ischiorectalis leicht weiter. Abszesse können in das Rektum und in die Haut durchbrechen und so Analfisteln bilden.

Organa genitalia externa masculina

Die männlichen äußeren Geschlechtsteile liegen in der Regio pudendalis, die durch eine kreisförmige Linie um die Wand des Hodensackes abgegrenzt wird.

Penis. *Die Rute* wird gebildet von den beiden Corpora cavernosa penis und durch das Corpus spongiosum penis, dem die Glans penis wie ein Helm aufsitzt. Der hinter der Symphyse gelegene Teil ist die Pars fixa oder accreta, der vor ihr gelegene Teil ist die Pars mobilis oder pendula.

Die Rute wird durch die Ligg. suspensorium und fundiforme penis gehalten. Bei der Operation der Phimose und bei der Zirkumzision ist das Verhalten der beiden Präputiallamellen zu beachten, die wieder gut miteinander verbunden werden müssen, damit bei späteren Erektionen eine gleichmäßige Hautdehnung erfolgen kann.

Die beiden Corpora cavernosa penis mit den Aa. profundae penis werden durch das Septum penis getrennt und von der Tunica albuginea umgeben. Unten liegt in einer Rinne das Corpus spongiosum penis, oben in einer Delle die V. dorsalis penis mit den Aa. und Vv. dorsales penis.

Dies alles wird umhüllt von der Fascia penis superficialis, über der eine Schicht glatter Muskulatur liegt. Zwischen ihr und der sehr dehnbaren Haut liegt lockeres, fettarmes, sehr elastisches Bindegewebe. Darin verlaufen die oberflächlichen Vv. subcutaneae penis, die in die V. saphena magna münden. Die tiefen Venen der Corpora cavernosa verbinden sich mit denen der Glans penis zur V. dorsalis penis, die in den Plexus vesicopudendalis mündet.

Die A. pudenda interna entsendet zum Penis die Aa. bulbi, urethralis, profunda penis und dorsalis penis. Die letzten beiden anastomosieren miteinander.

Der N. pudendus gibt Äste zu den Corpora cavernosa und verläuft als N. dorsalis penis zur Glans und Haut. Symphatische Fasern verlaufen mit den Arterien.

Die oberflächlichen Lymphgefäße münden in die Nodi lymphatici inguinales, die tiefen in die Nodi lymphatici iliaci.

Urethra masculina. *Die Harnröhre des Mannes* ist 26 cm lang und S-förmig gekrümmt. Die Curvatura pubica ist in ihrer Konkavität nach vorn, die Curvatura penis mit ihrer Konkavität nach hinten gerichtet.

Engen befinden sich am Ostium urethrae internum und an der Pars membranacea urethrae. Weiten an der Pars prostatica urethrae, der Fossa bulbi und der Fossa navicularis.

Die männliche Harnröhre hat fünf Abschnitte: Pars intramuralis mit eckigem Lumen, Pars prostatica mit eckigem Lumen, Pars membranacea mit sternförmigem Lumen, Pars cavernosa mit querovalem Lumen und Pars glandica mit längsovalem Lumen.

Die Versorgung erfolgt durch Äste der Aa. rectales media und vesicales inferiores sowie durch Äste der A. pudenda interna.

Die Lacunae urethrales sind Schlupfwinkel für Gonokokken.

Beim Katheterismus oder beim Bougieren von Strikturen müssen die Krümmungen des Penis möglichst ausgeglichen werden, indem er nach oben gegen die Bauchdecke gelegt wird. Bei der Zystoskopie muß der Penis stark nach unten gezogen werden.

Die Abschnitte der Urethra sind operativ zugänglich teils durch einen Medianschnitt, teils durch einen Bogenschnitt vor dem Anus.

Testis et epididymis. *Die Hoden* stehen schräg von oben vorn lateral nach unten hinten medial im Hodensack und zwar links tiefer als rechts.

Der Kopf des Nebenhodens liegt dem Hoden oben auf, der Körper liegt hinten, der Schwanz unten. Am Abgang des Ductus deferens von letzterem lokalisiert gern die Gonorrhoe. Die Tuberkulose bevorzugt den Kopf des Nebenhodens.

Hoden und Nebenhoden sind durch die Ligg. epididymidis superius und inferius miteinander verbunden. Der dazwischen liegende Sinus epididymidis öffnet sich nach lateral. Dadurch kann an einem einzelnen Hoden erkannt werden, ob es ein rechter oder ein linker Hoden ist.

Die A. testicularis kommt aus der Aorta abdominalis. Die A. ductus deferentii stammt aus der A. umbilicalis, die A. cremasterica aus der A. epigastrica inferior. Diese Gefäße anastomosieren miteinander.

Die Venen bilden den Plexus pampiniformis, der häufig varikös wird. Weil die linke V. testicularis in die V. renalis sinistra mündet und nicht wie die rechte in die untere Hohlvene, soll der linke Plexus pampiniformis häufiger varikös werden als der rechte.

Die Lymphe fließt zu den Vasa testiculares und gelangt in die Cysterna chyli.

Die Nerven stammen vom Plexus testicularis des Sympathikus.

Tunica funiculi spermatici et testis. *Die Hodenhüllen* sind durch den entwicklungsgeschichtlichen Deszensus bedingt, denn der Hodensack stellt einen physiologischen Bruchsack dar. Die Hoden werden unmittelbar bedeckt von der Tunica albuginea und der Lamina visceralis der Tunica vaginalis testis. Letztere gehört dem Peritoneum an.

Es folgt nun ein seröser Spalt, dessen Wandschichten nach außen hin dargestellt werden vom Periorchium und Epiorchium, die sich ebenfalls vom Peritoneum herleiten, von der Tunica vaginalis testis, die von der Fascia transversalis stammt, vom M. cremaster, der von Faserzügen der Mm. obliquus internus und transversus abdominis gebildet wird, von der Fascia cremasterica, welche der Fascia superficialis abdominis entspricht, endlich von einer Schicht glatter Hautmuskulatur, der Tunica dartos, sowie der dünnen äußeren Haut, die wie am Penis des subcutanen Fettgewebes entbehrt.

Die Aa. scrotales anteriores kommen aus den Aa. pudendae externae, die Aa. scrotales posteriores aus der A. pudenda interna. Die Venen verhalten sich entsprechend.

Die Lymphgefäße verlaufen mit den Venen und münden in die Nodi lymphatici lumbales.

Motorischer Nerv ist der Ramus genitalis aus dem N. genitofemoralis. Sensorische Nerven sind die Nn. scrotales anteriores aus dem N. ilioinguinalis und die Nn. scrotales posteriores aus dem N. pudendus.

PELVIS MULIEBRIS = DAS WEIBLICHE BECKEN

Das weibliche Becken ist im allgemeinen breiter und flacher als das männliche. Der Arcus pubis ist beim Weibe weiter als beim Manne. Hinsichtlich der Geburtshilfe ist die Kenntnis folgender Daten wichtig:

Planae — Distantiae — Conjugatae

Die Ebene des Beckeneingangs — oberer Rand des Promontorium, Linea terminalis, oberer Rand der Symphyse — ist plan.

Die Ebene des Beckenausgangs — Steißbeinspitze, Tubera ischiadica, Symphysenwinkel — ist winklig geknickt.

Zwischen Beckeneingang und Beckenausgang liegt der Beckenkanal.

Am *Beckeneingang* werden folgende Maße unterschieden:

Gerader Durchmesser 11 cm. Symphysenmitte zum Promontorium.

Querer Durchmesser 13,5 cm. Größte Breite zwischen den Lineae terminales.

Schräger Durchmesser 12 cm. Von der Eminentia iliopectinea zur Articulatio sacro-iliaca der anderen Seite.

Am *Beckenausgang* unterscheidet man:

Gerader Durchmesser 9,5 cm. Vom Arcus pubis zum Steißbein. Letzteres kann um 2 cm zurückweichen.

Querer Durchmesser 11 cm. Verbindung beider Tubera ischiadica.

Die Verbindungslinie durch die Mittelpunkte der genannten Durchmesser ist die sog. *Beckenachse oder Führungslinie.*

Die *Beckenweite* ist die Ebene zwischen Beckeneingang und Ausgang.

In der Praxis werden durch direkt feststellbare äußere Beckenmaße Rückschlüsse auf den allgemeinen Charakter des Beckens und die obigen inneren Beckenmaße gezogen.

Es werden bestimmt mit dem *Martin*schen Tasterzirkel:

Distantia spinarum, 26—27 cm. Weiteste Entfernung der Spinae iliacae anteriores superiores.

Distantia cristarum, 28—29 cm. Weiteste Entfernung der Cristae iliacae.

Distantia trochanterica, 31—31,5 cm. Weiteste Entfernung der Trochanteren.

Conjugata externa, 20 cm. Die Entfernung zwischen der Grube unterhalb des Processus spinosus des letzten Lendenwirbels und dem oberen Rand der Symphyse.

Durch Abzug von 9 cm soll sich das Maß des *geraden Durchmessers des Beckeneingangs* ergeben.

Es wird gemessen mit dem *Breisky*schen Zirkel:

Querdurchmesser des Beckenausgangs 9,5 cm. Entfernung der beiden Tubera ischiadica. Durch Addition von 1,5 cm soll das Maß der wahren Knochenentfernung erhalten werden.

Es wird bestimmt mit dem Konjugatenmesser von *Gauss-Bylicki:*

Gerader Durchmesser des Beckeneingangs.

Dieser wird auch erhalten durch digitale Messung der Conjugata diagonalis — unterer Symphysenrand — oberer Promontorialrand — abzüglich 2 cm.

Schließlich kann noch die sog. Querspannung des vorderen Beckenringes ausgetastet werden.

ORGANA PELVIS FEMININA = DIE GEBILDE IM WEIBLICHEN BECKEN

Weibliche Beckeneingeweide sind der Mastdarm, die Harnblase, die Scheide, der Fruchthalter, die Eileiter und die Eierstöcke.

Intestinum rectum. *Der Mastdarm* verhält sich wie beim Mann. Da beim Weib vor ihm der Uterus liegt, bildet das Bauchfell nicht nur eine Ausbuchtung, sondern zwei. Die Excavatio vesicouterina und die Excavatio rectouterina. Die letztere ist der *Douglas*sche Raum, ein sog. Schlammfang, der in der Regel Dünndarmschlingen enthält. Er liegt mit seiner tiefsten Stelle 6 cm über dem Anus und ist der digitalen Untersuchung per rectum und per vaginam zugänglich.

Vordere Rektum- und hintere Scheidenwand bilden das 1 cm starke Septum rectovaginale, das sich seitlich in die Fascia pelvis visceralis fortsetzt.

Vesica urinalis. *Die Harnblase* liegt beim Weib tiefer im Becken als beim Mann, bei dem sie durch die Prostata gehoben wird. Daher fehlt dem weiblichen Harnblasengrund auch die Uvula. Außerdem ist sie durch den antevertierten Uterus platter und im leeren Zustand schüsselförmig. Bei der Füllung entstehen Beziehungen zu Dünndarmschlingen. Ihr durchschnittliches Fassungsvermögen beträgt weniger als einen Liter.

Das Bauchfell überzieht die Blase und kleidet die Excavatio vesicouterina aus. Die Verbindung zwischen vorderer Scheidenwand und hinterer Urethral- und Blasenwand erstreckt sich bis über die Gegend der Cervix uteri. Die Fascia pelvis visceralis bildet die Ligg. pubovesicalia. Der Plexus venosus ist wesentlich größer als beim Mann.

Urethra feminina. *Die Harnröhre des Weibes* ist nur 4 cm lang. Die innere Mündung ist am weitesten und leicht trichterförmig, die äußere im Scheidenvorhof, am engsten. Das Lumen ist sternförmig und kann auf 8 mm Weite gebracht werden.

Sie ist mit der vorderen Scheidenwand innig verwachsen. In den Ductus paraurethrales setzen sich die Gonokokken fest.

Pars pelvina ureteris. *Der Beckenanteil des Harnleiters* verläuft beim Weibe nach Unterkreuzung der A. uterina an der Basis des Lig. latum uteri. Die Ureteren nähern sich der Cervix uteri, streifen die vordere Scheidenwand und gelangen durch das Konvolut des venösen Plexus uterovaginalis zum Blasenfundus.

Durch den graviden Uterus werden die Ureteren nach seitlich und oben verschoben.

Organa genitalia interna feminina

Uterus. *Der Fruchthalter* liegt mäßig anteflektiert, antevertiert zwischen Blasenfundus und Rektumampulle. Er besteht aus Fundus, Corpus und Cervix. Der Fundus liegt oberhalb der Einmündung der Tuben. Zwischen Corpus und

Cervix befindet sich der Isthmus. Die Cervix hat eine Portio vaginalis und eine Portio supravaginalis. Das Ostium uteri ist bei der Nulliparen eng und rund, bei Multiparen quer lazeriert. Der spindelförmige Zervikalkanal mit den Plicae palmatae endet an dem engen Isthmus uteri.

Der Uterusquerschnitt hat folgende Wandschichten:

Endometrium, Uterusschleimhaut mit Glandulae uterinae. Diese dringen bis in die Muskulatur ein und sind mit dem gleichen Epithel wie der Uterus ausgekleidet. Die Uterusschleimhaut hat keine Submucosa, die sonst bei jeder Geburt herausgerissen würde. Diese Tatsache erlaubt auch die Kürettage.

Myometrium, glatte Uterusmuskulatur.

Perimetrium, peritonealer Überzug.

Parametrium, umgebendes Beckenbindegewebe zwischen den beiden Blättern des Lig. latum uteri.

Das Lig. latum uteri, mit Bezug auf den Uterus auch Mesometrium genannt, ist eine große frontale Bauchfellfalte, die den größten Teil der weiblichen inneren Geschlechtsteile in sich einschließt. Ihr oberer Rand enthält die Eileiter. Ihr unterer Rand, das Lig. cardinale, enthält die beiden Aa. uterinae, die den Ureter überkreuzen und in Höhe der Cervix die Aa. vaginales abgeben. Das Bindegewebe zwischen den Blättern des Lig. latum uteri ist wie das gesamte Beckenbindegewebe für die Fortleitung von Entzündungsprozessen von größter Bedeutung.

Das Lig. teres uteri verläuft von der Insertion der Eileiter am Uterus zur seitlichen Beckenwand und gelangt durch den Leistenkanal zur vorderen Fläche der Schamgegend. Sie kreuzt die Vasa epigastrica inferiora. Bei der *Alexander*schen Operation zur Fixierung eines retroflektierten Uterus wird ihr Strang außerhalb des Anulus inguinalis superficialis gefunden, wenn man auf der medialen Hälfte einer von der Spina iliaca anterior superior zum Tuberculum pubicum gezogenen Linie einschneidet.

Der Uterus berührt vorn die Blase, oben Dünndarmschlingen, hinten Dünndarm und Rektum, unten Vagina und seitlich den Plexus venosus uterovaginalis. Die Fascia pelvis visceralis bekleidet wie beim Mann die Beckeneingeweide.

Innerhalb gewisser Grenzen können alle Lagen des Uterus als normal angesehen werden.

Position ist die Stellung des ganzen Uterus im Beckenraum.

Flexion ist die Knickung der Längsachse in Höhe des Isthmus.

Version ist die Neigung der Längsachse zur Beckenführungslinie.

Außerdem unterscheidet man noch *Elevation* und *Deszensus.*

Der Uterus als ganzes ist der bimanuellen Untersuchung zugänglich. Der gravide Uterus gewinnt dadurch Raum in der Bauchhöhle, daß er die Dünndarmschlingen zur Seite drängt.

Vagina. *Die Scheide* reicht vom Hymen bis zum Fornix, in den die Portio vaginalis uteri zapfenartig hineinragt. Das muskulöse Scheidenrohr hat ein scheinbar spaltförmiges Lumen, weil sich vordere und hintere Scheidenwand berühren. Es ist am engsten am Ostium vaginae, am breitesten am Fornix. Der Fornix posterior ist etwa 2 cm höher als der Fornix anterior. Er ist von Peritoneum überzogen und tritt in nahe Beziehung zur Excavatio rectouterina. Am Ostium vaginae tritt die Vagina durch das sog. Levatortor.

Sie wird wesentlich befestigt im Arcus pubis durch das beim Weibe weniger vollständige Diaphragma urogenitale. Außerdem noch durch ihre schon beschriebenen vorderen und hinteren syntopischen Wandverbindungen mit Rektum und Blase.

Der aus Uterus und Vagina bestehende Genitalschlauch wird versorgt von der A. uterina aus der A. iliaca interna. Die A. uterina gibt in Höhe der Cervix uteri die A. vaginalis ab und anastomosiert mit der A. ovarica aus der Aorta abdominalis. Die A. vaginalis anastomosiert mit der A. vesicalis inferior und der A. rectalis media.

Die Venen bilden den starken Plexus uterovaginalis, der mit den benachbarten Plexus zusammenhängt. Die V. ovarica mündet rechts in die V. cava inferior, links in die V. renalis sinistra. Die V. uterina und die V. pudendalis münden in die V. iliaca interna.

Von besonderer Bedeutung für die Operation bei Neoplasmen ist der Lymphabfluß.

Die Lymphgefäße von Fundus uteri, Tuben und Ovarien ziehen zu den Nodi lymphatici lumbales.

Die Lymphgefäße vom Corpus uteri, Cervix uteri und Vagina mit Ausnahme des untersten Stückes gehen zu den Nodi lymphatici iliaci interni. Sie werden bei der *Wertheim*schen abdominalen Totalexstirpation des karzinomatösen Uterus mitentfernt.

Die Lymphgefäße des Scheidenmundes und seiner Umgebung gelangen durch den Leistenkanal zu den Nodi lymphatici inguinales superficiales.

Die Nerven stammen vom Plexus uterovaginalis, der auch Äste von den Sakralnerven erhält.

Tuba uterina. *Der Eileiter* liegt in der Mesosalpinx, dem oberen Rand des Lig. latum uteri. Er besteht aus der Pars uterina, Isthmus, Ampulle und Infundibulum mit den Fimbrien. Er hat einen freien Rand, mit dem er das Ovar umgreift.

Ovarium. *Der Eierstock* ist im Mesovarium, einer Duplikatur, die vom hinteren Blatt des Lig. latum uteri abgeht, eingeschlossen und liegt an der seitlichen Beckenwand in der Fossa ovarica.

Das Lig. ovarii proprium zieht zum Uterus. Das Lig. suspensorium ovarii, in dem Lig. latum uteri gelegen, zieht zur Seitenwand des kleinen Beckens und enthält die Vasa ovarica, deren Eigenheiten bereits beschrieben wurden.

Perineum femininum. *Der weibliche Damm* entspricht dem männlichen mit Ausnahme der durch den Scheidendurchtritt veränderten Beziehungen im Trigonum urogenitale.

Trigonum urogenitale. *Das Harn- und Geschlechtsorgan-Dreieck* enthält zwischen Fascia perinei superficialis und Diaphragma urogenitale die Corpora cavernosa clitoridis, bedeckt von den Mm. ischiocavernosi und, dem Bulbus penis des Mannes entsprechend, die Bulbi vestibuli, bedeckt von den Mm. bulbicavernosi.

Den Glandulae bulbourethrales des Mannes entsprechen die Glandulae vestibulares majores, die aber oberhalb des Diaphragma urogenitale liegen.

Die Versorgung entspricht der der männlichen, ist etwas schwächer ausgebildet und entsprechend anders benannt.

Trigonum rectale. *Das Mastdarmdreieck* stimmt mit dem männlichen überein.

Organa genitalia externa feminina

Die weiblichen äußeren Geschlechtsteile liegen in der Regio pudendalis, die hier begrenzt wird durch eine Linie an den lateralen Rändern der Labia majora pudendi.

Vestibulum vaginae. *Der Scheidenvorhof* liegt vor dem Hymen. Er enthält entsprechend den Bulbi vestibuli die Labia minora pudendi, die sich nach oben teils als Frenulum-, teils als Praeputium an der Klitoris fortsetzen. Diese liegt vorn oben, über und vor dem Ostium urethrae internum. Hinten unten liegt die Fossa vestibuli vaginae. Die Lymphe gelangt in die Nodi lymphatici inguinales und iliaci.

Bein

Die untere Extremität ist als Stützorgan aufzufassen. Sie bildet mit dem Rumpf eine eingeschränkt bewegliche Verbindung, den Beckengürtel:

Cingulum extremitatis inferior

Im Hauptabschnitt Becken wurden seine topographischen Verhältnisse bereits dargestellt.

Die restlichen Verhältnisse, insbesondere der Übergang vom Beckengürtel zur freien Extremität, werden vor dieser als *Regio glutaea* beschrieben.

Die freie untere Extremität wird als *Membrum inferius* bezeichnet und in acht Regionen eingeteilt:

Regio femoris anterior et posterior,
Regio genu anterior et posterior,
Regio cruris anterior et posterior,
Dorsum pedis et Planta pedis.

Regio glutaea. *Die Gesäßgegend* wird begrenzt oben durch die Crista iliaca von der Spina iliaca anterior superior bis zur Spina iliaca posterior superior, unten durch den Sulcus glutaeus, der nicht dem unteren Rand des Muskels entspricht. Vorn lateral verläuft die Grenze des vorderen Randes des M. tensor fasciae latae, hinten medial entsprechend dem Tuber ischiadicum und dem Lig. sacrotuberale.

Die knöcherne Grundlage ist gegeben durch das Os ilium, Os ischii, Caput und Collum femoris und das proximale Stück des Corpus femoris.

Die Haut enthält außer in der Sakralgegend starkes subkutanes Fettgewebe. Sie verbindet sich durch Retinacula cutis mit der derben Fascia glutaea.

Als oberflächliche Nerven sind die Nn. clunium bei der Topographie des Rükkens beschrieben worden.

Die Muskulatur läßt drei Schichten erkennen:

Die oberflächliche Schicht wird vom M. glutaeus maximus gebildet. Er bildet mit der Glutealfalte einen spitzen Winkel.

Die mittlere Schicht besteht aus den Mm. glutaeus medius, piriformis, obturatorius internus, gemelli superior und inferior und quadratus femoris.

Die tiefe Schicht wird vom M. glutaeus minimus und obturatorius externus dargestellt.

Das Foramen ischiadicum majus wird durch den M. piriformis der mittleren Schicht in eine obere und untere Abteilung zerlegt, die beide mit den sie durchsetzenden Nerven und Gefäßen bei der allgemeinen Topographie des Beckens beschrieben wurden. Ihre hier nachzutragende operative Erreichbarkeit von außen erfolgt mit Hilfe dreier Linien.

Die erste Linie verläuft von der Spina iliaca posterior superior zur Spitze des Trochanter major. Zwischen oberem und unterem Drittel dieser Linie wird die A. glutaea superior gefunden.

Die zweite Linie verläuft von der Spina iliaca posterior superior zum Tuber ischiadicum. In der Mitte dieser Linie wird auf die A. glutaea inferior eingegangen. Etwas medial davon verläuft die A. pudenda interna, etwas lateral der N. ischiadicus.

Statt einer Leitungsanästhesie wird häufig die Anästhesie des Plexus sacralis vorgenommen. Der Einstich erfolgt zwischen den beiden oben genannten Arterienunterbindungsstellen.

Die dritte Linie verläuft vom Tuber ischiadicum zum Trochanter major. In der Mitte dieser Linie gelangt man auf den N. ischiadicus.

Membrum inferius

Regio femoris anterior. *Die vordere Oberschenkelgegend* wird begrenzt oben vom Sulcus inguinalis, entsprechend dem Lig. inguinale, unten durch eine Parallellinie handbreit oberhalb der Basis patellae, lateral durch den M. tensor fasciae latae mit Tractus iliotibialis, medial vom hinteren Rand des M. gracilis.

Die knöcherne Grundlage wird gebildet durch Collum und Corpus femoris sowie durch die vorderen Teile der Ossa pubis, ilium und ischii.

Die Muskulatur besteht aus den *lateral gelegenen Extensoren* und den *medial gelegenen Adduktoren,* die von der derben Fascia lata überzogen werden.

Diese bildet um den M. sartorius zwei Blätter und umscheidet in gleicher Weise die Vasa femoralia, indem sie nur in der Öffnung des Hiatus saphenus oberflächliche Gefäße durchtreten läßt. Es sind die Aa. epigastrica superficialis und pudenda externa sowie außer den entsprechenden Venen die V. saphena magna.

Aus dem Plexus lumbalis stammen die oberflächlichen Ramus femoralis nervi genitofemoralis und N. cutaneus femoris lateralis, die Rami cutanei anteriores nervi femoralis und der Ramus cutaneus nervi obturatorii.

Die Nodi lymphatici inguinales superficiales, parallel dem Lig. inguinale, nehmen die Lymphe der äußeren Genitalien und des Anus auf. Die Nodi lymphatici inguinales profundi, parallel dem obersten Abschnitt der A. femoralis, erhalten die Lymphe der unteren Extremität. Zu den tiefen unter der Faszie gelegenen Lymphknoten gehört der Schenkel-Hernien-Knoten zwischen V. femoralis und Lig. lacunare.

Durch das Lig. inguinale als Basis und entsprechende Muskelwülste werden zwei Dreiecke begrenzt, in denen die tiefen Gefäße und Nerven abwärts ziehen.

Das *Trigonum femorale* wird gebildet oben vom Lig. inguinale, lateral vom M. sartorius, medial vom M. adductor longus. In diesem Dreieck liegt ein zweites, kleineres, die Fossa iliopectinea. Sie wird begrenzt oben vom Lig. inguinale, lateral vom M. iliopsoas, medial vom M. pectineus.

An der Basis beider Dreiecke treten ein lateral durch die Lacuna musculorum der N. femoralis, medial durch die Lacuna vasorum A. und V. femoralis. Diese Gebilde ziehen, den Spitzen der Dreiecke entsprechend, in Richtung des Epicondylus medialis femoris abwärts.

In der *Fossa iliopectinea* zerfällt der N. femoralis in seine oberflächlichen, sensiblen Haut- und tiefen, motorischen Extensorenäste. Der N. saphenus bildet seine Fortsetzung zum Unterschenkel.

In der Fossa iliopectinea liegt ferner *die erste Strecke der A. femoralis.* Sie gibt dort ab die A. profunda femoris und die beiden Aa. circumflexae femoris. Die A. circumflexa femoris medialis kann entspringen aus der A. femoralis, während die A. circumflexa femoris lateralis aus der A. profunda femoris entspringt. Es kann aber auch das umgekehrte Verhältnis bestehen. Ferner können beide Aa. circumflexae aus der A. femoralis kommen oder beide aus der A. profunda femoris, wenn diese hoch aus der A. femoralis entspringt.

Die zweite Strecke der A. femoralis liegt außerhalb der Fossa iliopectinea im Trigonum femorale und wird vom M. sartorius bedeckt, an dessen medialem Rand zur Unterbindung eingeschnitten wird. Der N. saphenus liegt lateral von ihr, die V. femoralis medial und hinten.

Die dritte Strecke der A. femoralis liegt im Canalis femoralis, der in die Fossa poplitea führt. Er wird gebildet durch die vom Septum femorale zum Kanal geschlossenen Rinne, die der M. vastus medialis lateral und der M. adductor magnus medial bilden. In diesem Kanal verläuft hinter der Arterie die Vena femoralis, vor der Arterie der Nervus saphenus. Dieser tritt mit der A. genu descendens durch die vordere Wand des Kanals.

Der Canalis obturatorius führt vom Spatium retroperitoneale des Beckens zur Adduktorenloge und stellt häufiger einen Weg für die Weiterverbreitung von Eiterungen als eine Hernienpforte dar. Er wird durchsetzt von A. und V. obturatoria sowie vom N. obturatorius. Letzterer versorgt die Adduktoren. Sein Ramus cutaneus gelangt zwischen den Mm. gracilis und adductor longus zur medialen Seite des Knies.

Der einzige Muskel, der sowohl vom N. femoralis als auch vom N. obturatorius versorgt wird, ist der M. pectineus.

Die Muskulatur erhält Zweige aus allen Gefäßen, die miteinander anastomosieren.

Regio femoris posterior. *Die hintere Oberschenkelgegend* wird begrenzt oben vom Sulcus glutaeus, unten entsprechend einer Parallellinie handbreit über der Basis der Patella, medial vom M. gracilis, lateral vom Tractus iliotibialis.

Die Haut mit mäßigem Fettpolster wird durch Seitenäste des unter der Fascia lata verlaufenden N. cutaneus femoris posterior versorgt. Sein Stamm liegt medialer als der N. ischiadicus und durchbricht die Fascia lata erst oberhalb der Kniekehle.

Die *Muskulatur besteht aus den Flexoren,* die mit Ausnahme des vom Labium laterale der Linea aspera femoris kommenden Caput breve musculi bicipitis vom Tuber ischiadicum entspringen.

Die Gefäße kommen als Aa. perforantes aus der A. profunda femoris durch drei proximale Schlitze im M. adductor magnus. Der vierte, distale Schlitz ist der Ausgang des Canalis femoralis.

Der N. ischiadicus versorgt die Flexoren. Er liegt auf dem M. adductor magnus, von den Flexoren bedeckt, und teilt sich oberhalb der Kniekehle in den lateralen N. fibularis communis und den medialen N. tibialis.

Das Hüftgelenk wird von einer Gelenkkapsel überzogen, die bis auf den Schenkelhals reicht. Sie wird verstärkt durch die Ligg. iliofemorale, pubofemorale und ischiofemorale. Dazwischen bleiben schwache Stellen bestehen, an denen die Luxation erfolgt. In der Regel liegt der höchste Punkt des Trochanter major auf der *Roser-Nelaton*schen Linie, die von der Spina iliaca anterior superior zum Tuber ischiadicum verläuft. Bei Frakturen oder Luxationen sind Abweichungen dieses Verhaltens diagnostisch wichtig.

Psoasabszesse können über die zwischen Gelenkkapsel und Sehne des M. iliopsoas gelegene Bursa iliopectinea in das Gelenk einbrechen.

Regio genu anterior. *Die vordere Kniegegend* enthält die Patella als Sesambein in der zur Tuberositas tibiae gehenden Sehne des M. quadriceps femoris, die Femurkondylen und lateral das Caput fibulae.

Die Faszie ist locker nur mit der Patella verbunden.

Die Sehnen der Mm. sartorius, gracilis und semitendinosus bilden medial an der Tibia den sog. Gänsefuß.

Rami cutanei anteriores des N. femoralis und der Ramus infrapatellaris des N. saphenus verlaufen bis unterhalb der Patella.

Bei Querbrüchen der Patella werden häufig die Retinakula mit zerrissen, so daß dadurch Dislokation der Bruchenden eintritt. Sternbrüche heilen daher besser.

Die Bursae subcutanea prepatellaris, subfascialis und subtendinea stehen miteinander in Verbindung und erkranken häufig gemeinsam, wenn viel gekniet wird.

Die Bursae subcutanea infrapatellaris und profunda werden seltener befallen. Die Bursa suprapatellaris liegt subkapsulär und ist mit der Gelenkhöhle verbunden.

Das Kniegelenk besitzt von allen menschlichen Gelenken die größte Gelenkhöhle. Es enthält innen die Ligg. cruciata genu und besitzt außer dem als Faserzug der Sehne des M. semimembranosus bekannten Lig. popliteum obliquum noch die Ligg. collateralia, die Retinacula und den M. articularis genu.

Wegen der oberflächlichen Lage der vorderen und seitlichen Kapselwand hat das Gelenk dort wenig Schutz und wird auch von dort operativ erreicht.

Regio genu posterior. *Die hintere Kniegegend* schließt sich der Regio femoris posterior an. Regio genu posterior und anterior werden begrenzt entsprechend zweier Linien handbreit oberhalb und unterhalb des Gelenkspaltes. In der Regio genu posterior ist bei leichter Beugung eine Querfalte sichtbar, die etwa dem Gelenkspalt entspricht.

Die Fascia lata geht hier in die Fascia poplitea über.

Die V. saphena parva kommt von distal und mündet in die V. poplitea, nachdem sie sich medial mit der V. saphena magna verbunden hat.

Von proximal her durchsetzen die letzten Zweige des N. cutaneus femoris posterior die Faszie.

Die Muskulatur bildet die Fossa poplitea. Sie ist rautenförmig und besteht aus zwei seitlichen stumpfen Winkeln, deren Schenkel einen oberen spitzen und einen unteren spitzen Winkel bilden. Der obere Winkel wird gebildet durch die Mm. semitendinosus und semimembranosus medial und durch den M. biceps lateral. Der untere Winkel wird gebildet durch die Köpfe des M. gastrocnemius.

Im Spatium popliteum, das seitlich von der genannten Muskulatur, in der Tiefe von der Fossa intercondylaris femoris, Gelenkkapsel und Lig. obliquum, Mm. popliteus und plantaris und an der Oberfläche von der Fascia poplitea begrenzt wird, zieht diagonal der N. tibialis. Medial darunter verläuft die V. poplitea, die wieder die etwas medialer gelegene A. poplitea mit einigen Nodi lymphatici poplitei überdeckt und mit ihr fest verbunden ist. Lateral, am Rand des M. biceps, zieht der N. fibularis communis, der alsbald den N. cutaneus surae lateralis abgibt.

Gefäße und Nerven werden gefunden auf der Mittelsenkrechten der Verbindungslinie beider Kondylen.

Je eine fibulare und tibiale A. genu superior medialis und superior lateralis sowie eine A. genu media versorgen als Rete articulare genu hintere und vordere Kniegegend. Durch die Anastomosen mit der A. genu descendens aus der A. femoralis und mit den Aa. genu inferior lateralis und genu inferior medialis kommt der Kollateralkreislauf bei Unterbindung der A. poplitea zustande.

Regio cruris anterior. *Die vordere Unterschenkelgegend* läßt unter der Fascia cruris, die distal durch das Lig. metatarseum transversum superficiale verstärkt wird, den Margo anterior der Tibia erkennen.

Die V. saphena parva zieht lateral, die V. saphena magna medial empor.

Der N. saphenus gelangt medial zur Planta pedis, während lateral Zweige des zum Dorsum pedis verlaufenden N. fibularis superficialis die Faszie durchsetzen.

Die Streckerloge, lateral neben der Tibia, enthält die Mm. tibialis anterior, extensor hallucis longus, extensor digitorum longus. Sie werden versorgt vom N. fibularis profundus.

Die Fibulaloge, am weitesten lateral gelegen, enthält die Mm. fibularis longus und brevis. Sie werden versorgt vom N. fibularis superficialis.

Die A. tibialis anterior liegt nach Abgang der A. tibialis inferior medialis auf der Membrana interossea und gelangt dann zwischen den Mm. tibialis anterior und extensor hallucis longus und deren Sehnen zum Dorsum pedis. Die Vv. comitantes liegen ihr dicht an.

Der N. fibularis communis tritt zwischen den Ursprüngen des M. peroneus longus hindurch und teilt sich sogleich in den N. fibularis profundus und N. fibularis superficialis. Der N. fibularis superficialis verläuft bis zu seinem Durchtritt durch die Faszie zwischen den Mm. peronei. Der N. fibularis profundus durchbohrt den M. extensor digitorum longus und verläuft von lateral über die A. tibialis anterior an ihre mediale Seite.

Am Malleolus medialis bildet das Lig. laciniatum einen Kanal. Darin verlaufen von vorn nach hinten die Sehne des M. tibialis posterior, die Sehne des M. flexor digitorum longus, die A. tibialis posterior mit den Vv. comitantes und der N. tibialis. Unter den Gefäßen verläuft die Sehne des M. flexor hallucis longus.

Regio cruris posterior. *Die hintere Unterschenkelgegend* wird in der Form durch die Sura bestimmt.

Regio cruris posterior und anterior werden begrenzt durch Ebenen distal der Tuberositas tibiae und proximal der Malleolen.

Der Wadenumfang ist direkt bedingt durch die Stärke der Muskulatur und des Fettpolsters, indirekt durch die statischen Verhältnisse am Calcaneus, an dessen Tuber die Achillessehne mit großem Hebelarm ansetzt.

Auf der Fascia cruris liegen in der Mittellinie die V. saphena parva, seitlich der N. suralis des N. tibialis und der N. cutaneus surae lateralis des N. fibularis. Beide bilden mit dem Ramus communicans fibularis den N. suralis, oberhalb des Malleolus medialis.

Das Septum intermusculare posterius cruris teilt die Beugemuskulatur in eine oberflächliche und tiefe Loge. Die oberflächliche Loge enthält die Mm. gastrocnemius und soleus, die die Achillessehne bilden. Die tiefe Loge enthält die Mm. tibialis posterior, flexor digitorum longus und flexor hallucis longus. Beide Muskelgruppen werden vom N. tibialis versorgt. Ihre Sehnen gelangen hinter dem Malleolus medialis, von Retinacula gehalten, zur Planta pedis.

Die A. poplitea gibt vor dem Arcus tendineus musculi solei die A. tibialis anterior ab, die durch die Membrana interossea nach vorn gelangt.

Die A. tibialis posterior setzt den Stamm fort und gelangt mit dem lateral von ihr gelegenen N. tibialis zwischen oberflächlichen und tiefen Beugern abwärts und wird medial von der Achillessehne nur von den beiden Faszienblättern bedeckt. Sie verläuft über den M. tibialis posterior und dann zwischen den Mm. flexor digitorum longus und flexor hallucis longus und gelangt hinter dem Malleolus medialis zur Planta pedis.

Die A. fibularis ist der Hauptast der A. tibialis posterior. Sie verläuft in der Tiefe zwischen dem M. flexor hallucis longus und der Fibula im Canalis musculofibularis und gelangt oberhalb des Malleolus lateralis zur Oberfläche, indem sie durch den Ramus communicans mit der A. tibialis posterior verbunden wird. Sie gibt den Ramus malleolaris lateralis posterior ab und gelangt selbst als Ramus perforans fibularis durch die Membrana interossea nach vorn.

Beide Gefäße werden leicht erreicht in ihren distalen, nahe der Achillessehne gelegenen Abschnitten. Proximal wird auf die A. tibialis posterior eingegangen am medialen Gastroknemiuskopf unter Spaltung des M. soleus und des Septum intermusculare posterius cruris, während der Schnitt zur A. fibularis zwischen der Loge der Mm. fibulares und dem M. soleus fibularwärts geführt wird.

Regio dorsi pedis. *Der Fußrücken* wird von der Planta pedis abgegrenzt entsprechend einer Linie um den Fußrand.

Medial an der palpablen Tuberositas ossis navicularis beginnt die *Chopart*sche Gelenklinie, Linea intertarsica. Lateral an der palpablen Tuberositas ossis metatarsi quinti beginnt die *Lisfranc*sche Gelenklinie, Linea tarsometatarsica.

Die Fascia cruris setzt sich als Fascia dorsalis pedis fort, die durch das Lig. cruciforme einen Verstärkungszug erhält.

Desgleichen setzt sich die unter der Fascia cruris gelegene Loge der Streckmuskulatur in das Spatium dorsale pedis fort. Am Fußrücken werden darin von der Tibia zur Fibulaseite drei Sehnenscheidenfächer gezählt:

1. Fach: M. tibialis anterior,
2. Fach: M. extensor hallucis longus,
3. Fach: M. extensor digitorum longus.

Ferner die Mm. extensor digitorum brevis und extensor hallucis brevis mit ihren Sehnen.

Unter dem Spatium dorsale pedis liegen die Spatia interossea metatarsei für die Mm. interossei. Diese Räume werden durch entsprechende Faszien gebildet.

Das Rete venosum dorsale pedis bildet hinter dem Malleolus lateralis die V. saphena parva, vor dem Malleolus medialis die V. saphena magna.

Die Haut des Fußrückens wird wie folgt versorgt:

Der N. suralis versorgt als N. cutaneus dorsalis pedis lateralis die laterale Seite der fünften Zehe.

Der N. fibularis superficialis versorgt mit seinen Rami cutanei dorsalis intermedius und medialis die übrigen Seiten der Zehen mit Ausnahme der einander zugewandten Seiten der ersten und zweiten Zehe.

Der N. fibularis profundus versorgt mit den Nn. digitales dorsales hallucis lateralis und digiti secundi medialis die einander zugewandten Seiten der ersten und zweiten Zehe.

Die A. dorsalis pedis läuft subfascial lateral neben dem Sehnenscheidenfach des M. extensor hallucis longus und wird auch dort operativ erreicht. Am Spatium intermetatarsicum primum geht ihr Stamm als A. arcuata zur Planta pedis. Sie gibt Äste zu den Malleolen und zum tibialen Tarsus.

Die A. plantaris lateralis verbindet sich wieder mit dem Stamm der A. dorsalis pedis durch die A. arcuata. Von dieser erfolgt die Versorgung der Zehenabschnitte.

Der N. fibularis profundus läuft zwischen A. dorsalis pedis und Sehnenscheide des M. extensor hallucis longus. Parallel zur A. plantaris lateralis entsendet er einen Ast zum M. extensor digitorum brevis.

Der N. saphenus verläuft zum medialen Fußrande, ohne die Zehengegend zu erreichen.

Regio plantae pedis. *Die Fußsohle* bildet ein nach medial offenes Gewölbe.

Infolge der Stützfunktion des Fußes sind Cutis und Subkutis besonders derb ausgebildet.

Die Aponeurosis plantaris begrenzt durch Septen entsprechend den Sulci plantares medialis und lateralis drei Logen:

Die tibiale Großzehenloge enthält die Sehne des M. flexor hallucis longus und die Mm. flexor hallucis brevis und abductor hallucis.

Die mittlere Loge, entsprechend der Fortsetzung des Malleolarkanals, enthält die Sehnen des M. flexor digitorum longus und die Mm. flexor digitorum brevis, quadratus plantae und adductor hallucis.

Die fibulare Kleinzehenloge enthält die Mm. abductor und flexor digiti minimi.

Am tibialen Fußrand werden drei Sehnenscheidenfächer gezählt:

1. Fach: M. flexor hallucis longus,
2. Fach: M. flexor digitorum longus,
3. Fach: M. tibialis posterior.

Sie erstrecken sich nicht über die Grenzen des medialen Knöchels.

Am fibularen Fußrand wird nur das Fach der Mm. peronei gezählt.

Der M. peroneus longus erhält noch eine zweite Sehnenscheide bei seinem Verlauf unter der mittleren Loge.

Außerdem besitzen an der Planta wie an der Hand die Zehensehnen fibrös verstärkte Fächer.

Konstant ist nur die Bursa tendinis calcanii.

Die Aa. plantares mediales und laterales verlaufen in den entsprechenden Sulci und liegen oberflächlicher als die mit ihnen verlaufenden gleichnamigen Nerven. Beide Gefäße anastomosieren durch den Arcus plantaris miteinander und verbinden sich im Spatium intermetatarsicum primum mit der A. dorsalis pedis.

Die Versorgung der Zehenabschnitte erfolgt vom Arcus plantaris aus.

Die Haut der Fußsohle wird von den Endzweigen des N. tibialis wie folgt versorgt:

Der N. plantaris medialis versorgt 3½ mediale Zehen, der N. plantaris lateralis die übrigen 1½ lateralen Zehen.

Arm

Die obere Extremität ist als Greiforgan aufzufassen. Sie ist, ähnlich wie die untere Extremität durch den Beckengürtel, durch den hier aber beweglicheren Schultergürtel mit dem Rumpf verbunden:

Cingulum extremitatis superior

Die Schultergegend wird wie die Gesäßgegend vor der freien Extremität beschrieben.

Ihre von Muskelmassen überlagerte knöcherne Grundlage besteht aus Scapula und Clavicula, Caput humeri und oberem Teil des Corpus humeri.

Die Schultergegend wird im Gegensatz zur Gesäßgegend in vier Unterabteilungen eingeteilt:

Regio pectoralis,
Regio deltoidea,
Regio scapularis,
Fossa axillaris.

Die freie obere Extremität wird als *Membrum superius* bezeichnet und in vier Regionen eingeteilt:

Brachium,
Regio cubiti,
Antebrachium,
Manus.

Regio pectoralis. *Die vordere Schultergegend* wird begrenzt oben durch die Clavicula, medial durch die Medioclavicularlinie, unten durch den Rand des M. pectoralis major, lateral durch den Rand des M. deltoideus.

Die Haut mit der Tela subcutanea enthält, zum Teil vom Platysma bedeckt, die Nn. supraclaviculares.

Die Fascia pectoralis setzt sich in typischer Weise auf die Nachbarschaft fort.

Darunter liegt der M. pectoralis major, der mit dem M. deltoideus und der Clavicula das bei der Topographie der Brust beschriebene Trigonum deltoideopectorale begrenzt.

Dieses wird von der den M. subclavius umscheidenden Fascia clavipectoralis bedeckt, die auch den M. pectoralis minor überzieht.

Die Gefäße und Nerven sind die bei der Topographie der Brust beschriebenen.

Die an der Clavicula inserierenden Muskeln wirken bei Frakturen dislozierend.

Regio deltoidea. *Die seitliche Schultergegend* erhält ihr Relief vom M. deltoideus.

Über ihn verlaufen Nn. supraclaviculares und um seinen hinteren Rand der Ramus cutaneus brachii lateralis des N. axillaris.

Unter ihm liegt das Spatium subdeltoideum mit lockerem Bindegewebe, Gefäßen, Nerven und drei Schleimbeuteln.

Die Bursa subdeltoidea hindert bei ihrer Erkrankung die Abduktion und Pronation des Armes. Die Bursae subacromiales erkranken seltener.

Die Gelenkkapsel wird vorn, hinten und oben von Muskeln umgeben. Unten an der lateralen Achsellücke ist sie frei. Bei Luxationen reißt sie leicht ein. Der hier verlaufende N. axillaris wird gequetscht, und es kommt dann im Gebiet des Ramus cutaneus brachii lateralis zur Neuralgie.

Die A. circumflexa humeri posterior und der N. axillaris verlaufen hinter dem Collum chirurgicum. Die A. circumflexa humeri anterior verläuft um den vorderen Humerusschaft zum Sulcus intertubercularis. Beide Gefäße stammen aus der A. axillaris und anastomosieren miteinander.

Regio scapularis. *Die hintere Schultergegend* besitzt als Grundlage die Scapula mit den Margines medialis, lateralis und superior sowie den Anguli lateralis, superior und inferior.

Die Scapula besitzt an der Facies costalis die Fossa subscapularis und an der Facies dorsalis die Fossa supraspinata und infraspinata, getrennt durch die Spina scapulae.

Die Gruben werden durch Muskulatur ausgefüllt, die besonders an der Facies dorsalis von einer derben Faszie überzogen wird. Ihre zum Tuberculum majus gelangenden Sehnen sind von Bindegewebe überzogen, so daß eine Verbindung mit dem Spatium subdeltoideum besteht.

Die A. suprascapularis stammt aus dem Truncus thyreocervicalis der A. subclavia und gelangt über das Lig. transversum scapulae — der gleichverlaufende N. suprascapularis verläuft unter dem Lig. transversum scapulae — in die Fossa supraspinata und dann am Collum scapulae in die Fossa infraspinata, wo sie mit der A. circumflexa scapulae anastomosiert. Diese stammt aus der A. subscapularis der A. axillaris.

Die A. transversa colli stammt aus dem Truncus thyreocervicalis. Sie teilt sich in einen Ramus superficialis und einen Ramus profundus. Der letztere anastomosiert mit den erstgenannten Gefäßen, die bei Unterbindung der A. axillaris einen Kollateralkreislauf bilden.

Fossa axillaris. *Die Achselhöhle* stellt oberflächlich bei erhobenem Arm eine Einsenkung dar, erfüllt von den Achselhaaren, Hirci. Bei herabhängendem Arm, zur besseren Palpation der tiefen Gebilde, entsteht ein Spalt.

Die die Achselhöhle begrenzenden Muskeln bilden eine vierseitige Pyramide.

Die vordere Wand wird gebildet von den Mm. pectoralis major und minor.

Die hintere Wand wird gebildet von den Mm. subscapularis, latissimus dorsi und teres major.

Die mediale Wand bildet durch den M. serratus anterior für Abszesse eine Trennungsschicht zwischen Thorax und Achselhöhle.

Die laterale Wand wird gebildet durch das Caput humeri und den M. coracobrachialis.

Die Spitze der Pyramide erreicht die lateralen Öffnungen der Skalenuslücken.

Die Basis sieht nach lateral unten und ist durch die Fascia axillaris gegeben.

Der Bindegewebsraum der Achselhöhle verbindet sich mit den benachbarten Bindegewebsräumen. An der lateralen Kante der ersten Rippe stoßen zusammen das Trigonum colli laterale, das Cavum thoracis und die Achselhöhle.

Die laterale oder viereckige Achsellücke wird begrenzt von Collum chirurgicum humeri, Caput longum m. tricipitis, M. teres major und M. teres minor. Hindurch gelangen N. axillaris und A. circumflexa humeri posterior.

Die mediale oder dreieckige Achsellücke wird begrenzt vom Caput longum m. tricipitis, M. teres major und M. teres minor. Hindurch gelangt die A. circumflexa scapulae.

Durch die Achselhöhle verlaufen A. und V. axillaris, die Stränge des Plexus brachialis und Lymphgefäße.

Die A. axillaris reicht vom Ende der A. subclavia an der hinteren Skalenuslücke unter der Clavicula bis zum unteren Rand der Sehne des M. latissimus dorsi, wo die A. brachialis beginnt.

Die erste Strecke reicht von der Clavicula bis zum oberen Rand des M. pectoralis minor. Medial und vorn liegen die V. axillaris, lateral die Stränge des Plexus brachialis. Hier entspringen die Aa. thoracoacromialis, thoracica suprema und thoracica lateralis.

Die zweite Strecke wird vom M. pectoralis minor bedeckt. Hier bildet der Plexus brachialis bereits drei Stränge um die Arterie. Lateral und medial liegen die beiden Primärstränge des N. medianus. Der laterale Strang setzt sich als N. musculocutaneus fort, der mediale bildet die Nn. ulnaris, cutaneus brachii medialis und cutaneus antebrachii medialis. Hinten teilt sich der dritte Primärstrang in die Nn. radialis und axillaris. Die Vene wird hier und im folgenden

Abschnitt durch die Nn. ulnaris und cutaneus antebrachii medialis von der Arterie getrennt.

Die dritte Strecke reicht vom unteren Rand des M. pectoralis minor zum unteren Rand der Sehne des M. latissimus dorsi. Hier wird die Arterie von folgenden sieben endgültigen Strängen des Plexus brachialis umgeben:

Vorn N. medianus, hinten Nn. axillaris und radialis. Lateral N. musculocutaneus, medial Nn. ulnaris, cutaneus antebrachii medialis und cutaneus brachii medialis.

Außerdem entspringen hier die Aa. circumflexae humeri anterior und posterior und die A. subscapularis. Letztere teilt sich in die A. circumflexa scapulae und thoracodorsalis.

Die Lymphknoten vom Arm verlaufen mit der V. axillaris, von der seitlichen Brustwand mit der A. subscapularis durch die Achselhöhle.

Die A. axillaris wird operativ erreicht durch einen Schnitt längs des M. coracobrachialis.

Das Schultergelenk wird von dem Lig. coracoacromiale überdacht, das allzu starke Armhebung hemmt. Die Kapsel reicht medial und hinten bis an das Collum chirurgicum. Schwache Stellen befinden sich unter der Sehne des M. subscapularis und unterhalb des Processus coracoideus. Die Gelenkflächen werden vor allem durch Muskelzug aneinandergehalten.

Membrum superius

Brachium. *Der Oberarm* erstreckt sich von der Sehne des M. latissimus dorsi als hintere Achselfalte bis zu einer Parallelen, drei Querfinger breit über der Verbindungslinie beider Epikondylen. Die vordere Achselfalte ist durch den unteren Rand des M. pectoralis major gegeben.

Die Haut ist leicht verschieblich.

Die Fascia brachii bildet die Septa intermuscularia brachii laterale und mediale, wodurch die Muskulatur in eine vordere Beuger- und hintere Streckerloge geteilt wird.

Die V. cephalica verläuft im Sulcus musculi bicipitis lateralis zur Fossa deltoideopectoralis und mündet dort in die V. axillaris. Die V. basilica verläuft im Sulcus musculi bicipitis medialis, gelangt mit dem N. cutaneus antebrachii medialis durch die Faszie und mündet in eine V. brachialis. Beide Venen werden in Höhe der Ellenbeuge durch die V. mediana cubiti verbunden.

Der N. cutaneus brachii medialis und antebrachii medialis und die Nn. intercostobrachiales verlaufen zur Haut der Beugeseite.

Der Ramus cutaneus brachii lateralis des N. axillaris, die Nn. cutaneus brachii posterior und antebrachii posterior des N. radialis verlaufen auf der Streckseite.

Die vorn gelegene Flexorenloge enthält die Mm. coracobrachialis, biceps und brachialis, die vom N. musculocutaneus versorgt werden.

Die A. brachialis verläuft mit zwei Begleitvenen und Lymphgefäßen in gemeinsamer Scheide im Sulcus musculi bicipitis medialis, wo sie auch operativ erreicht wird. Sie gibt ab unterhalb der Sehne des M. latissimus dorsi die A. profunda brachii, die sich in die Aa. collaterales radialis und media teilt, sowie die Aa. collaterales ulnares superior und inferior. Bei Unterbindung der A. brachialis wird durch diese Gefäße der Kollateralkreislauf gebildet.

Der N. medianus liegt zuerst lateral, weiter abwärts von der Arterie und gelangt mit ihr unter die Aponeurosis musculi bicipitis brachii hindurch.

Der N. radialis verläuft mit der A. profunda brachii im Sulcus nervi radialis des Humerus.

Der N. ulnaris zieht mit der A. collateralis ulnaris superior gegen den Epicondylus medialis humeri und liegt dort im Sulcus nervi ulnaris (Musikantenknochen).

Die hinten gelegene Extensorenloge enthält den M. triceps, der vom N. radialis innerviert wird. Dieser verläuft mit der A. profunda brachii zwischen Caput mediale und longum des M. triceps, dann zwischen den Mm. brachioradialis und brachialis.

Regio cubiti. *Die Ellenbogengegend* wird begrenzt drei Querfinger ober- und unterhalb der Interepikondylarlinie. Die Breite wird bedingt durch den Ursprung der Vorderarmflexoren am medialen Epikondylus und durch den Ursprung der Vorderarmextensoren am lateralen Epikondylus.

Die Sulci bicipitales münden in die Fossa cubiti, die sich in den Sulcus lateralis fortsetzt. Hinten läßt sich das Olecranon palpieren.

Die Faszie ist derb und wird durch die Aponeurosis der Bizepssehne verstärkt.

Die V. mediana basilica liegt über ihr, die A. brachialis darunter. Zur Blutentnahme aus der Vene darf die Kanüle nicht zu hoch eingeführt werden, da sonst der N. cutaneus antebrachii medialis getroffen werden kann. Der N. cutaneus antebrachii lateralis aus dem N. musculocutaneus verläuft medial neben der V. cephalica im Sulcus musculi bicipitis brachii lateralis.

Die Nodi lymphatici cubitales liegen dicht über dem Epicondylus medialis, vor dem Septum intermusculare brachii mediale.

Die Mm. biceps und brachialis kommen von proximal und gelangen sehnig in die Fossa cubiti. Die Mm. brachioradialis, extensor carpi radialis longus und brevis, und supinator bilden die laterale, die Mm. pronator teres, flexor carpi radialis und ulnaris die mediale Begrenzung der Fossa cubiti.

Die A. brachialis, die medial von der Bizepssehne erreicht wird, teilt sich hier in die A. ulnaris, die die Fossa cubiti in Höhe der Bizepsinsertion verläßt und in die A. radialis, die mit dem Ramus superficialis des N. radialis an ihrer lateralen Seite zum Vorderarm verläuft.

Der Ramus profundus des N. radialis durchsetzt den M. supinator, der N. medianus den M. pronator teres.

Aus der A. radialis und ulnaris gehen die gleichnamigen Aa. recurrentes ab. Im allgemeinen verlaufen die Arterien zur Achse hin, die Nerven von der Achse weg. An den Fingern ist es umgekehrt, die Arterien laufen der Achse, die Nerven der Haut zu. Am Olecranon setzt die Sehne des M. triceps an. Lateral liegt der M. anconeus.

Die A. collateralis ulnaris superior und der N. ulnaris verlaufen medial. Lateral verläuft die A. collateralis radialis. Beide Arterien bilden in der Hauptsache das Rete articulare cubiti, dessen reichliche Anastomosen einen Kollateralkreislauf ermöglichen.

Das Ellenbogengelenk hat proximal lateral das Capitulum humeri, medial die Trochlea. Distal lateral befindet sich das Caput radii, medial die Incisura trochlearis ulnae. Die Kapsel wird durch die Ligg. collateralia verstärkt. Die Epikondylen des Humerus werden von ihr nicht überzogen. Das Gelenk wird von lateral eröffnet.

Außer der Bursa bicipitoradialis finden sich in der Ellenbogengegend eine Bursa subcutanea olecrani und je eine Bursa subcutanea epicondyli humeri. In der Tiefe liegt die Bursa intratendinea olecrani.

Antebrachium. *Der Unterarm* reicht von der unteren Grenze der Ellenbogengegend bis zu einer Linie etwa einen Zentimeter oberhalb des Processus styloides ulnae und radii.

Sichtbar sind die Sehnen der Mm. flexor carpi radialis und palmaris longus.

Fühlbar sind der Margo posterior ulnae und der Puls der A. radialis zwischen den Sehnen des M. abductor pollicis longus und des M. flexor carpi radialis.

Die Fascia antebrachii ist im oberen Abschnitt derb mit der Muskulatur verbunden, unten liegt sie locker über deren Sehnen. Sie bildet mit den Knochen und der Membrana interossea drei Muskellogen, die sich bis auf die Hand fortsetzen.

Die Loge der Beuger enthält in der oberflächlichen Abteilung die Mm. pronator teres, flexor carpi radialis, palmaris longus und flexor carpi ulnaris. Darunter den M. flexor digitorum superficialis. Die Mm. flexor digitorum profundus, flexor pollicis longus und pronator quadratus liegen in der tiefen Abteilung, die durch ein Faszienblatt von der oberflächlichen getrennt ist. (Die systematische Anatomie beschreibt drei Beugerschichten, deren mittlere durch den M. flexor digitorum superficialis dargestellt wird. Die dorsalen Strecker werden von ihr in zwei Schichten dargestellt.)

Die Loge der dorsalen Strecker enthält die Mm. extensor carpi ulnaris, extensor digitorum communis und extensor digiti minimi. Darunter die Mm. abductor pollicis longus, extensor pollicis brevis, extensor pollicis longus und extensor indicis.

Die Loge der lateralen Strecker enthält die Mm. brachioradialis und extensores carpi radiales longus und brevis.

Die Beugerloge wird vom N. medianus innerviert, mit Ausnahme der Mm. flexor carpi ulnaris und dem medialen Kopf des M. flexor digitorum profundus, die vom N. ulnaris versorgt werden.

Die beiden Streckerlogen werden vom N. radialis versorgt.

Die oberflächlichen Venen bilden das Wurzelgebiet der im Vorhergehenden beschriebenen Stämme.

Der N. cutaneus antebrachii lateralis, Zweige des N. cutaneus antebrachii medialis und der N. cutaneus antebrachii posterior versorgen die Haut.

Die A. radialis verläuft mit dem Ramus superficialis des N. radialis oberflächlich am medialen Rand des M. brachioradialis. Der Ramus profundus des N. radialis gelangt durch den M. supinator zur Streckseite des Vorderarms.

Die A. ulnaris wird zuerst von den oberflächlichen Beugern bedeckt. In halber Höhe des Vorderarms gelangt der N. ulnaris, dessen Ramus palmaris mit ihr zur Hand verläuft, an ihre mediale Seite. Beide liegen unter dem M. flexor carpi ulnaris.

Die A. interossea communis, als Hauptast der A. ulnaris, teilt sich in die Aa. interosseae anterior und posterior. Die A. interossea posterior gibt die A. interossea recurrens zum Rete cubiti ab und verbindet sich distal wieder mit der A. interossea anterior.

Manus. *Die Hand* enthält entsprechend der Abgrenzung des Vorderarms auch die Processus styloides ulnae und radii.

Volar wird das Handwurzelgelenk durch Querfalten angedeutet, an denen ulnar das Os pisiforme, radial das Os scaphoideum gefühlt werden.

Der Handteller wird vom Daumenballen (Thenar) durch die „Lebenslinie", vom Kleinfingerballen (Hypothenar) durch die „Merkurslinie" abgegrenzt. Die

„Tischlinie" entspricht etwa den Metakarpalköpfen, die „Kopflinie" dem Arcus palmaris superficialis. Der Arcus palmaris profundus liegt noch etwas proximaler.

Die proximalen Querfurchen der Finger liegen distal von den Metacarpophalangealgelenkspalten. Die beiden distalen Querfurchen der Finger entsprechen den Interphalangealgelenkspalten.

Dorsal sind Handwurzel-, Mittelhand- und Fingerknochen abzutasten.

Die Sehne des M. extensor pollicis longus, ulnarwärts gelegen, und die radialwärts beieinanderliegenden Sehnen des M. abductor pollicis longus und des M. extensor pollicis brevis begrenzen die sog. Schnupftabaksgrube.

Die Haut, auf dem Dorsum manus verschieblich, ist auf der Palma manus fest mit der Palmaraponeurose, einer Ausbreitung der Sehne des M. palmaris longus verbunden. Diese Aponeurose bildet an den Fingerbasen die schwimmhautartigen Fasciculi transversi. Querwunden der Haut klaffen, Längswunden nicht.

Die Fascia antebrachii setzt sich auf die Hand fort und bildet entsprechend dem Lig. carpi dorsale das Lig. carpi palmare, das mit dem darunterliegenden Lig. carpi transversum den Canalis carpi ulnaris für die Vasa ulnaria und den N. ulnaris bildet.

Das Lig. carpi transversum überbrückt seinerseits den Sulcus carpi und erzeugt so den Canalis carpi ulnaris für die Sehnen der gemeinsamen Beuger.

Der Sulcus carpi entsteht zwischen Eminentia carpi radialis mit Tuberculum ossis trapezii und Tuberculum ossis scaphoidei und Eminentia carpi ulnaris mit Os hamatum und Os triquetrum mit Os pisiforme. Die Handwurzelknochen bilden also ein Gewölbe.

Die oberflächlichen Venen sammeln sich zu den drei Stämmen des Vorderarmes.

Die Haut der Hohlhand wird wie folgt versorgt:

Der N. medianus versorgt radialwärts 3½ Finger.

Der N. ulnaris versorgt die übrigen ulnaren 1½ Finger. Diese morphologisch volaren Nerven versorgen auch die Nagelglieder der Fingerrücken gleich anteilig.

Die Fascia manus bildet mit zwei Septen, analog zum Fuß, volar die Spatia palmare radiale, medium und ulnare, dorsal das Spatium manus dorsale und dazwischen die Spatia interossea metacarpi.

Im Spatium radiale liegen die Mm. abductor pollicis brevis, flexor pollicis brevis, opponens und adductor pollicis.

Im Spatium medium liegen die Sehnen der Beuger und die Mm. lumbricales.

Im Spatium ulnare liegen Mm. abductor digiti quinti, flexor digiti quinti und opponens digiti minimi.

Das Spatium dorsale enthält die Sehnen der Strecker, die Spatia interossea metacarpi und die Mm. interossei.

Nur die Abszesse des Mittelraums können sich leicht proximalwärts ausbreiten. Die Faszienräume sind nicht zu verwechseln mit den Sehnenscheiden.

An der Hohlhand sind drei *Sehnenscheidenfächer* zu unterscheiden, die von radial gezählt werden:

1. Fach: M. flexor pollicis longus,
2. Fach: M. flexor carpi radialis,
3. Fach: Mm. flexores digitorum.

Sie erstrecken sich etwas weiter proximalwärts als der Rand des Lig. carpi volare. Die Ausbreitung von Phlegmonen hält sich an die Anordnung der Sehnenscheiden. Außerdem bestehen an den Volarseiten der Finger fibröse Beuger-Sehnenkanäle als besonders verstärkte Sehnenscheiden.

Der Arcus palmaris superficialis liegt über den Beugersehnen und wird gebildet durch die A. ulnaris und den Ramus palmaris superficialis der A. radialis. Von ihm entspringen die Gefäße für die Seitenränder der Finger mit Ausnahme des Daumens und des benachbarten Zeigefingerrandes.

Der Arcus volaris profundus liegt unter den Beugersehnen und wird gebildet durch die A. radialis und den Ramus palmaris profundus der A. ulnaris. Die A. radialis gelangt am Grunde der sog. Schnupftabaksgrube zum Handrücken und im Spatium metacarpi primum wieder in die Hohlhand. Dort entspringt das Gefäß für den Daumen und den benachbarten Zeigefingerrand.

Den Handrücken versorgen die A. radialis und ihr Ramus carpeus dorsalis.

Die Haut des Handrückens wird wie folgt versorgt:

Der N. radialis versorgt durch den Ramus superficialis die Ränder von 2½ radialen Fingern, ohne Nagelglieder.

Der N. ulnaris versorgt durch den Ramus dorsalis manus die Ränder der übrigen 2½ ulnaren Finger, ohne Nagelglieder.

Die Fascia dorsalis manus bildet auf dem Handrücken unter dem Lig. carpi dorsale sechs Fächer im Spatium dorsale, durch die die Strecksehnen, umgeben von ihren Sehnenscheiden, gelangen. Sie erstrecken sich etwas über den proximalen Rand des Lig. carpi dorsale und werden vom Radialrand gezählt:

1. Fach: Mm. abductor pollicis longus und extensor pollicis brevis.
2. Fach: Mm. extensores carpi radiales longus und brevis.
3. Fach: M. extensor pollicis longus.
4. Fach: Mm. extensores digitorum communis und indicis proprius.
5. Fach: M. extensor digiti minimi.
6. Fach: M. extensor carpi ulnaris.

SCHRIFTTUM

AUER, K.: Die Hauptkapitel der deskriptiven und topographischen Anatomie für Studierende und Ärzte

BENNINGHOFF, A.: Lehrbuch der Anatomie des Menschen

BLUMBERG, J.: Lehrbuch der topographischen Anatomie mit besonderer Berücksichtigung ihrer Anwendung

BLUMBERG, J.: Topographisch-Anatomische Ergebnisse der Medizinischen Forschung von 1919—1929

BORN, P.: Topographische Anatomie

BUSSE, O.: Das Obduktionsprotokoll

CORNING, K.: Lehrbuch der topographischen Anatomie für Studierende und Ärzte

KOPSCH, F.: Lehrbuch und Atlas der Anatomie des Menschen

OERTEL, O.: Leitfaden der topographischen Anatomie und ihrer Anwendung

PERNKOPF, E.: Topographische Anatomie des Menschen

PSCHYREMBEL, W.: Klinisches Wörterbuch

RÖSSLE, R.: Sektionstechnik

SCHULTZE, O.: Atlas und kurzgefaßtes Lehrbuch der topographischen Anatomie

STEIN, M.: Topographische Anatomie

STIEVE, H.: Die anatomischen Namen

TANDLER, J.: Topographische Anatomie dringlicher Operationen

TOLDT-HOCHSTETTER: Anatomischer Atlas

TRIEPEL-HERRLINGER: Anatomische Namen

WEBER, E.: Modellbogen für ein Gehirnschnitt-Modell

WOERDEMANN, M. W.: Standard-Atlas der Anatomie des Menschen